Laboratory Experiments for
Synthetic Pharmaceutical and
Medicinal Ch

KB091701

의약품합성학·의약화학 실험

의약품합성학 · 의약화학 편찬위원회 지음

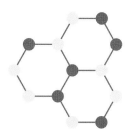

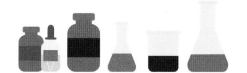

교문사

집필진

서승용 가천대학교 약학대학

신동윤 가천대학교 약학대학

김미현 가천대학교 약학대학

신계정 가톨릭대학교 약학대학

서재홍 가톨릭대학교 약학대학

이종국 강원대학교 약학대학

김석호 강원대학교 약학대학

박해일 강원대학교 약학대학

정종화 경북대학교 약학대학

이태호 경북대학교 약학대학

백승만 경상대학교 약학대학

김동연 경상대학교 약학대학

이현지 경성대학교 약학대학

김남중 경희대학교 약학대학

이용섭 경희대학교 약학대학

심재훈 경희대학교 약학대학

서영호 계명대학교 약학대학

변영주 고려대학교 약학대학

장재봉 고려대학교 약학대학

한영택 단국대학교 약학대학

이수진 대구가톨릭대학교 약학대학

명인수 대구가톨릭대학교 약학대학

마은숙 대구가톨릭대학교 약학대학

박명숙 덕성여자대학교 약학대학

이상협 덕성여자대학교 약학대학

김영우 동국대학교 약학대학

이 경 동국대학교 약학대학

최원준 동국대학교 약학대학

임세진 동덕여자대학교 약학대학

윤 구 목포대학교 약학대학

백동재 목포대학교 약학대학

윤화영 부산대학교 약학대학

정연진 부산대학교 약학대학

문형룡 부산대학교 약학대학

양재욱 삼육대학교 약학대학

김상희 서울대학교 약학대학

이지우 서울대학교 약학대학

정낙신 서울대학교 약학대학

박형근 서울대학교 약학대학

이지연 서울대학교 약학대학

홍석창 서울대학교 약학대학

김인수 성균관대학교 약학대학

박현주 성균관대학교 약학대학

권용석 성균관대학교 약학대학

정영훈 성균관대학교 약학대학

전라옥 숙명여자대학교 약학대학

장동조 순천대학교 약학대학

하형호 순천대학교 약학대학

김형수 아주대학교 약학대학

이동주 아주대학교 약학대학

김익연 연세대학교 약학대학

정진현 연세대학교 약학대학

정병선 영남대학교 약학대학

이응석 영남대학교 약학대학

황인현 우석대학교 약학대학

김학성 원광대학교 약학대학

오현철 원광대학교 약학대학

강수성 이화여자대학교 약학대학

류재상 이화여자대학교 약학대학

최 선 이화여자대학교 약학대학

유진하 이화여자대학교 약학대학

박요한 인제대학교 약학대학

김규동 전남대학교 약학대학

조원제 전남대학교 약학대학

남주택 전남대학교 약학대학

임창진 전북대학교 약학대학

하민우 제주대학교 약학대학

김은애 조선대학교 약학대학

홍준희 조선대학교 약학대학

민경훈 중앙대학교 약학대학

오경수 중앙대학교 약학대학

임채욱 중앙대학교 약학대학

김재현 중앙대학교 약학대학

이윤지 중앙대학교 약학대학

나영화 차의과대학교 약학대학

서영거 차의과대학교 약학대학

송규용 충남대학교 약학대학

이석우 충남대학교 약학대학

정재경 충북대학교 약학대학

곽재환 충북대학교 약학대학

현순실 충북대학교 약학대학

남태규 한양대학교 약학대학

하정미 한양대학교 약학대학

Chapter 5

보고서 작성
Report Preparation

의약품합성학 실험은 유기화학의 일반적인 실험기술을 배우는 과목이기 때문에, 실험 전에 실험계획을 미리 구상하고 그 실험의 원리를 잘 이해하고 있어야 한다. 뿐만 아니라 실험 전에 안전과 원활한 실험진행을 위해서 실험에 사용할 화합물의 특징을 수집하고 이해하는 것이 매우 중요하다. 따라서 실험보고서는 다음과 같이 작성한다.

예비보고서 작성

① **성명, 학번 및 날짜**: 성명, 학번과 실험 수행 날짜를 기록
② **제목:** 실험의 내용을 쉽게 알 수 있도록 함축성 있게 작성
③ **실험목적:** 실험을 수행하는 이유와 실험을 통해서 이해할 수 있는 내용을 간략히 작성
④ **실험의 원리 및 이론적 배경:** 실험의 이해에 필요한 의약학 및 유기화학적 기본 개념, 그리고 실험을 통해서 확인하려는 개념 등에 관하여 교재와 참고문헌 등을 조사하여 이해한 다음 정리하여 기록한다. 문헌 등의 조사에서 참고한 내용은 참고문헌 표시를 달고 참고문헌 항에 표시하여 작성한다.
⑤ **화학 반응식:** 수행하는 반응의 화학 반응식과 메커니즘을 기록하고, 발생할 수 있는 부반응과 부산물을 미리 예측해 본다.
⑥ **실험시약 및 기구:** 시약은 실험에 사용되는 반응물 및 용액, 촉매, 그리고 지시약 등이 있으며 그들의 취급방법, 주의사항 등을 조사하여 시약의 특성을 숙지한다(Merck Index 및 MSDS 참조). 사용되는 기구는 사전 조사를 통해 원활히 다룰 수 있게 준비한다.
⑦ **실험과정:** 실험의 각 단계를 정리하여 기록하고 미리 학습한다.
⑧ **참고문헌:** 실험의 원리 및 이론적 배경, 시약 및 기구 조사에 참고한 문헌을 기록한다.

결과보고서 작성

① **성명 및 날짜**
② **제목**
③ **화학 반응식**

④ **실험시약**: 실제 실험한 내용을 바탕으로 시료의 양을 작성한다.

표 1-1 Celecoxib의 합성(예제)

시약명	분자량	밀도	당량수	몰수(mmol)	사용량
4,4,4-Trifluoro-1-(p-tolyl)butane-1,3-dione (A)	230.18	–	1	–	40 mg
(4-Sulfamoylphenyl)hydrazine HCl	223.68	–	1	–	–
Ethanol	46.07	0.789	–	–	4 mL

⑤ **실험과정**
- 예비보고서에서 작성한 실험의 각 단계별로 실제 실험과정 중 관찰한 변화와 특이사항을 기록한다.
- 반응 중 시간의 경과에 따른 TLC(thin layer chromatography)를 기록한다.

⑥ **실험결과 및 토의**
- 실험에서 관찰한 내용과 결과를 얻는 과정을 상세히 기록한다.
- 실험이 끝난 후 수율 및 분광학적 자료를 분석하여 얻은 결과를 기록한다.
- 결과를 이론적 예상값 또는 문헌의 값과 비교하고 설명한다.
- 예상에 빗나간 결론이 도출되었을 경우, 결과 분석을 통하여 이유를 제시한다.

⑦ **결론**
- 실험목적을 달성했는가?
- 실험에서 확인된 결과 또는 유도된 유기화학적 원리를 기술한다.

⑧ **과제**
- 실험 중 지도교수나 조교가 질문한 퀴즈에 대해 적고 해답을 정리하여 기술한다.
- 유사 반응 및 유기화학적 이론에 관한 과제에 대한 풀이를 적는다.

⑨ **참고문헌(표기법)**
- 단행본
  - 저서: 저자명, 책명, 판수(초판은 기재하지 않음), 출판지, 출판사, 출판연도, 권(여러 권일 경우), 페이지
  - 학위논문: 저자, 논문명, 학위명, 수여기관명, 소재지, 수여연도, 페이지
- 전자문서: 저자명, 전자문서명, 발행연도, 인용일자, 전자메일주소
- 신문기사: 저자, 제목, 신문명, 발행연월일, 면수
- 정기간행물: 저자, 제목, 저널이름, 연도, 권(호), 페이지
- 인터넷 사이트: 정확한 URL 주소

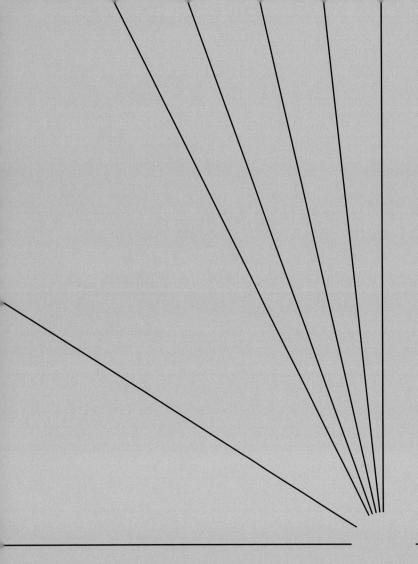

Part 2

유기화합물의
분리 및 정제

Chapter 1

추출
Extraction

이론

- 추출과정은 용매 또는 시약 등을 사용하여 고체 또는 액체 속에서 특정물질을 분리하거나 식물에서의 약용성분을 물·에탄올·에테르 등의 유기용매를 사용하여 추출하는 등 혼합물 속에서 특정성분만을 용해·분리하는 과정이다.

- 수용액 또는 수용현탁액을 물과 섞이지 않는 유기용매와 함께 흔들면 유기용매층과 수층으로 분리가 되는데 대부분의 무기염류는 수층으로, 물에 용해되지 않는 유기화합물은 유기층으로 이행하게 된다.

- 추출은 두 용매에서 추출하려는 물질의 용해도에 의한 일종의 평형 과정에 의해 지배된다. 이때 화합물의 두 용매에 대한 용해도의 비를 분포계수(distribution coefficient, $K_{e/w}$)라고 하며, 주어진 온도와 압력에서 특정값을 갖는 평형상수이다. 예를 들어, 화합물 A에 대한 물과 diethyl ether에서의 분포계수는 다음과 같다.

$$A \text{ in water} \xrightleftharpoons{K_{e/w}} A \text{ in diethyl ether}$$

$$K_{e/w} = \frac{\text{diethyl ether에서의 A의 농도}}{\text{물에서의 A의 농도}}$$

- 화합물 A가 diethyl ether 100 mL에 4.00 g, 물 100 mL에 2.00 g 용해되면, 화합물 A가 수층 농도에 비해 diethyl ether 층에 용해된 농도가 2배($K_{e/w} = 4.00/2.00 = 2$)인 분포계수를 얻는다.

- 만일 이 화합물 A 3.00 g이 물 100 mL에 용해된 것을 100 mL의 diethyl ether를 사용하여 추출하게 되면 다음과 같은 관계가 성립된다.

$$\frac{\dfrac{X \text{ g}}{100 \text{ mL}}}{\dfrac{(3.00 - X) \text{ g}}{100 \text{ mL}}} = 2.0, \quad 3X = 6, \quad X = 2$$

화합물 A는 위의 식에 의해 100 mL diethyl ether 층에는 2 g(67%), 수층에는 1 g(33%) 존재한다.

- 만일 화합물 A 3.00 g이 물 100 mL에 용해된 것을 50 mL의 diethyl ether를 사용하여 연속적으로 추출하게 되면 다음과 같은 관계가 성립된다. 즉, 첫 번째 50 mL의 diethyl ether 층과 수층에

약학 교육에서 의약품합성학과 의약화학은 의약품을 화학적 기반에서 학문을 다루는 교과목이다.

의약품합성학에서는 의약품의 제조 과정에서 사용되는 주요 유기화학 반응을 다루고, 임상에서 사용되는 의약품에 대한 실제 합성 과정을 체계적으로 소개하고 있다. 의약화학은 의약품의 약리 효과를 분자 차원에서 이해하고, 화학구조와 생리활성 간의 상관관계를 다루며, 주요 의약품의 개발 과정을 소개하고 있다. 이러한 두 과목은 6년제 교육과정에서 여러 학문영역 중에서 "의약품 설계 및 합성"이라는 명칭으로도 사용되고 있다. 본 교재는 약학대학의 의약품합성학과 의약화학에 대한 실습 교과목에 관한 강의 교재이다.

약학대학 유기의약품화학 분과회는 과학적 탐구능력 향상과 신약개발의 현장 적응력을 위해 의약품합성학과 의약화학을 이론으로만 배우는 것이 아닌 실제 실습을 통해 내용을 익히고자 본 교재《의약품합성학·의약화학 실험》을 집필하게 되었다. 본 교재는 2003년도《실험유기의약품화학》과 2013년도《실험의약품합성학》이 출판된 이후로 약학대학 통합 6년제 개편에 발맞추어 개정 출판하게 되었다.

2023년《의약품합성학·의약화학 실험》교재에서는 기존 교재를 토대로 단위반응과 의약품합성에 관한 실험 내용을 충실히 담고자 했다. 의약화학에 대한 실험 콘텐츠를 추가한 것이 이번 실험교재의 가장 큰 변화이다. 이번 집필은 의약화학에 대한 실험교재와 실험 콘텐츠의 필요성으로부터 시작되었고, 앞으로 더 좋은 실습 내용이 담겨지기 위한 첫 발걸음을 딛게 되었다. 단위반응에서는 기초 유기화학 수준의 반응부터 의약품합성에 활용된 최신 반응까지 다룬다. 특히 2010년과 2022년 노벨화학상의 스즈키 반응과 클릭 반응을 추가하였고 고체상 펩타이드 합성도 소개한다. 의약품합성학에서는 8개의 약물(암브록솔, 플루나리진, 니페디핀, 셀레콕시브, 페노바르비탈, 실데나필, 소라페닙, 리도카인)을 다루고, 다단계 반응을 통한 의약품 합성의 실습 과정을 자세히 소개한다. 의약화학에서는 문헌 검색, 화학 구조 그리기, ADME 예측, 분자 도킹 시뮬레이션, 약효와 물성 기반 약물 설계라는 다섯 가지 콘텐츠를 담았고, 웹 기반 실습을 수행할 수 있는 길라잡이가 되게 하였다. 한편, 2장 유기화합물의 분리 및 정제에서는 핵자기 공명 스펙트럼을 추가하였다.

정성을 들여 많은 시간을 할애한 집필진 교수님(김규동, 김석호, 김은애, 김재현, 심재훈, 윤화영, 홍석창)께 감사드린다. 유기의약품화학 분과회장님(전라옥, 김상희, 나영화)과 모든 약학대학 유기의약품화학 분과회 교수님들에게도 감사의 뜻을 전한다.

편집위원 대표 서승용

차례

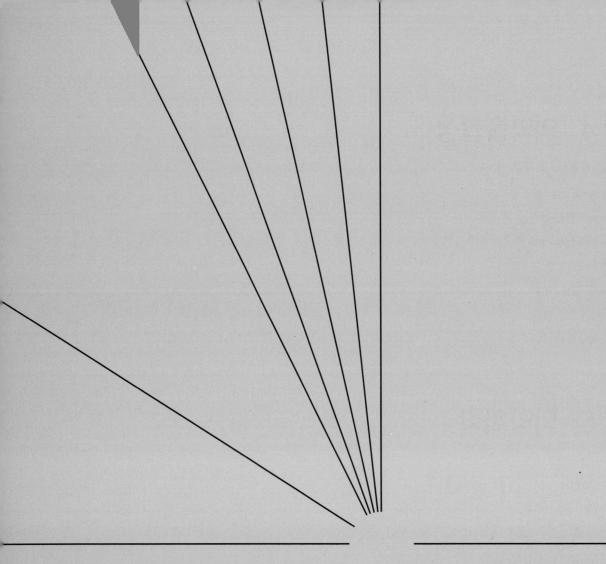

Part 1

실험실 일반사항

Chapter 1 실험실 안전수칙
Laboratory Safety

의약품합성학 실험에서는 항상 안전에 유의하여야 한다. 실험과정 중 독성, 인화성 또는 부식성이 있는 시약을 사용하는 경우가 있고, 깨지기 쉬운 실험기구를 사용하기 때문에 항상 주의해야 한다. 따라서 실험자는 반드시 다음과 같은 수칙을 명심하여야 한다.

실험 조작 및 수행

- 담당교수와 조교 등 숙련된 연구자의 감독 아래 실험을 실시하고, 절대로 혼자서 실험하지 않는다. 화재 등 긴급사태가 발생하면, 주위에 도움을 요청한다.
- 지정된 실험 순서에 따라 실험을 실시하고, 임의로 실험 순서를 변경하지 않는다.

복장 및 실험실 환경

- 실험실 내에서는 반드시 보안경을 쓰고, 콘택트렌즈를 끼지 않도록 한다. 화학약품에 눈이 오염되었을 때, 콘택트렌즈는 이물질의 세척을 어렵게 한다.
- 슬리퍼의 사용을 금하고 발등이 완전히 덮인 신발을 신는다. 면으로 된 긴 바지와 실험복을 입는다.
- 물이나 용매가 실험실 바닥에 있으면 미끄러우므로 즉시 닦는다.
- 실험실에서 음식물이나 음료수를 먹지 말고 뛰거나 장난치지 않는다. 그리고 화재를 일으킬 수 있는 행동 및 흡연은 절대 금한다.
- 실험이 끝난 뒤 실험실 청소를 하고, 가스와 수도 및 실험기기를 점검하고 퇴실 시 손을 깨끗이 씻는다.

시약 및 기구 사용 시 주의사항

- 모든 화학약품은 독성이 있는 물질로 간주하여 눈, 피부, 옷에 대한 접촉을 피하고 증기를 흡입하지 않는다.
- 휘발성, 가연성 유기시약 및 유기용매를 많이 다루는 실험실에서는 불꽃이 생길 수 있는 가열기구

(붉게 가열되는 열판이나 니크롬선이 외부에 노출되는 전열기구 포함)를 사용해서는 안 된다. 의약품합성학 실험실에서 실험하는 사람들은 휘발성, 가연성 물질을 개봉하기 전에 반드시 실내에 불꽃을 발생시킬 수 있는 가열기구가 작동하고 있는지를 점검해야 한다.

- 자극적이고 유독한 증기를 발생시키는 화학약품은 후드(fume hood) 안에서 조작한다. 후드를 사용하지 않을 때는 반드시 꼭 닫아 두고, 후드는 강산성 물질에 노출시키지 않는다.

- 시약병 운반 시 두 손으로 몸통 또는 바닥을 받쳐 들어야 하며 병의 뚜껑을 잡고 운반하지 않는다. 사용 후 뚜껑이 잘 닫혔는지 확인하고 지정된 시약장에 보관한다.

- 오염을 방지하기 위하여 쓰다 남은 화학약품은 용기에 다시 넣지 않는다. 쓰다 남은 화학약품은 조교의 지시에 따라 처리한다. 화학약품의 처리방법은 아래 문헌을 참고한다.

  · Bretherick, L., ed., Hazards in the Chemical Laboratory, Royal Society of Chemistry, London, 1986.

  · Aldrich Chemical Co., Aldrich Catalog/Handbook of Fine Chemicals, Aldrich Chemical Co., Milwaukee, Wis., published annually.

- 강산을 물로 희석할 때는 열이 발생하기 때문에, 산을 물에 서서히 가하여 희석한다.

- 뜨거운 유리기구나 실험기구를 조작할 때에는 화상에 주의한다.

- 온도계가 깨져서 수은이 흘러나오면 주위에 황을 뿌린 후 수은을 황과 함께 용기에 넣고 밀봉하여 폐기한다.

- 화학약품은 사용 후 병마개를 닫아서 이물질의 오염으로부터 보호해야 한다.

Chapter 2

사고 시 응급처치
Emergency Action

의약품합성학 실험 도중 화재, 눈과 피부의 유독약품 접촉 및 유해가스 흡입 등 사고가 발생할 수 있으며, 각각의 경우 아래와 같이 대처한다.

화재 발생 시

- 화재 등 긴급사태에 대비하여 비상 탈출구의 위치와 소화기 사용방법을 숙지한다.
- ① 화재가 발생하면 즉시 교수나 조교에게 알리고, 초기진압이 어려운 큰 화재 시 119에 신고한다. ② 가연성 물질을 치운 후 모두 대피한다. ③ 비커나 플라스크에 불이 붙었으면, 큰 비커 등으로 덮어서 불을 끄고 심한 경우 소화기로 진화한다.
- 화학실험실의 화재에는 물을 사용하여 진화하지 않는다. 왜냐하면 대부분 유기용매는 물보다 가볍기 때문에 화재를 확산시킬 수 있다.
- 의복에 불이 붙었을 때는 당황하지 말고 방화포(또는 석면포)나 다른 실험복을 덮거나 바닥에 뒹굴어 산소를 차단하여 불을 끈다.
- 화재나 가열교반기에 의해 화상을 입었을 경우 찬물로 씻어 열기를 식히고 화상연고를 바른 뒤 2차 감염을 막기 위해 붕대로 감싼다. 신속히 병원에서 치료를 받는다.

시약 접촉 및 유해가스 흡입 시

- 화학물질이 눈에 들어가거나 피부에 묻은 경우, 눈은 뜬 상태로 찬물로 10~15분간 세척하고 피부는 흐르는 찬물로 15분 이상 씻어낸다. 이때 산이나 염기로 화학약품을 중화하려고 하면 더욱 상태를 악화시킬 수 있다.
- 시약을 마신 경우, 즉시 손을 입에 넣어 구토를 유발한다.
- 유해가스 흡입 시, 즉시 통풍이 잘되는 곳으로 옮기고 깊은 호흡을 반복한다.
- 상태가 심각한 경우 바로 병원에서 치료를 받는다.

기타 상황 시

- 상처가 난 경우에는 소독약으로 소독한 뒤 상처에 있는 이물질을 제거한 다음 소독한 천으로 눌러 지혈을 한다. 상태가 심각한 경우 바로 병원에서 치료를 받는다.
- 폭발과 화재가 발생한 경우에는 안내된 가까운 비상구로 대피한다.

Chapter 3

실험기구 및 장치
Experimental Apparatus

유리기구 및 일반적인 실험기구

one-neck
round-bottomed
flask

two-neck
round-bottomed
flask

three-neck
round-bottomed
flask

Erlenmeyer
flask

filter flask

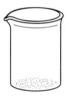

beaker

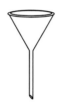

funnel

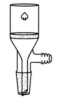

glass filter

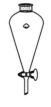

Separatory
funnel

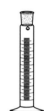

graduated cylinder

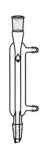

Liebig
condenser

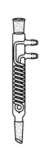

reflux condenser
(Dimroth)

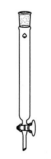

chromatography
column

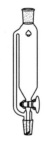

dropping
funnel

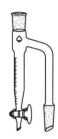

Dean-Stark
apparatus

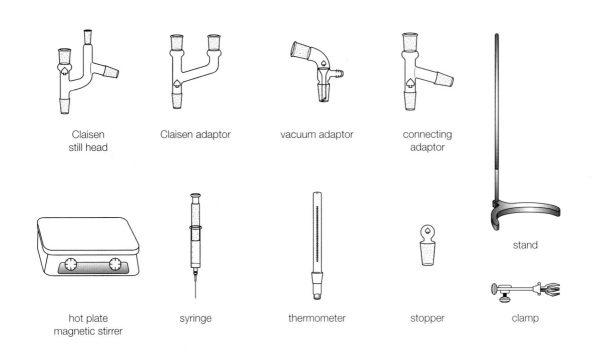

Claisen
still head

Claisen adaptor

vacuum adaptor

connecting
adaptor

hot plate
magnetic stirrer

syringe

thermometer

stopper

stand

clamp

실험장치

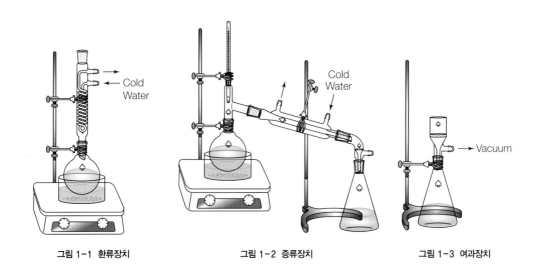

그림 1-1 환류장치

Cold
Water

그림 1-2 증류장치

Cold
Water

그림 1-3 여과장치

Vacuum

실험기구의 세척

① 실험기구에 있는 이물질을 일차적으로 제거한다.

② 물로 세척 후 세제와 솔(brush)로 닦고 헹군다.

③ 증류수로 세척 후 남아 있는 유기물을 acetone으로 세척한다.

④ 세척 후 제거되지 않는 이물질은 유리기구의 경우 *i*PrOH 용액 4 L에 KOH 300 g과 물 1 L를 넣은 세척용매에 24시간 정도 담가 두었다가 위의 방법으로 다시 세척하거나 진한 NaOH 용액으로 세척한다. 필요한 경우 1 L의 진한 황산과 35 mL의 $Na_2Cr_2O_7$ 포화 수용액으로 만든 chromic

14 - 15

acid 용액으로 세척한다.

⑤ 기구의 세척 완료 후 건조하여 보관한다.

유리기구

Pyrex 유리는 열과 대부분의 화학약품에 저항성이 있으나, HF, NaOH와 KOH 와 같은 시약에는 부식이 된다. 뿐만 아니라 유리기구는 깨질 가능성이 있어 압력이나 충격을 가하지 않도록 주의한다. 또한 사용 시 규격 14/20, 19/22, 24/40($, Standard Taper)에 맞는 마개 및 연결관을 사용한다.

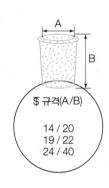

유리기구 사용 시 주의사항

- 내부압력으로 인해 폭발의 위험성이 있으므로 유리기구의 마개를 막고 열을 가하지 않는다.
- 유리 교반봉으로 유리기구를 누르면 교반봉이 깨지거나 플라스크에 구멍이 날 위험이 있으므로 주의해야 한다.
- 코르크나 고무마개의 구멍에 유리관을 삽입할 때, 유리관이 깨져서 손에 상처가 나지 않도록 주의 해야 한다. 우선 유리관의 끝을 매끄럽게 만든 후 glycerin을 바르고, 유리관과 마개를 헝겊에 싸 서 구멍에 밀어 넣는다.
- 금이 가거나 깨진 유리기구는 실험 도중 깨질 위험이 있으므로 사용을 금하고 깨진 유리는 정해 진 곳에 분리 배출한다.

시약조사 및 주의
Chemical Reagents

실험 중 사용하는 모든 화학약품은 독성이 있는 물질로 간주하고 실험에 임하며 반드시 올바른 시약 사용과 폐기를 위해 실험 전 시약의 물리화학적 특징, 취급방법, 위험성 및 폐기방법 등을 조사하여 야 한다. 시약조사를 위한 참고자료는 Merck Index 및 MSDS 등이 있다.

Merck Index

미국 제약회사인 Merck & Co.에서 발간한 Merck Index는 화학물질, 약물, 그리고 생물학적 제제에 관한 사전으로 10,000개 이상의 관련 물질의 특성을 수록하고 있다. 최신판은 2013년 15판이고 도서 관 또는 실험실에 비치되어 있다. 온라인으로도 Merck Index를 열람할 수 있다(https://www.rsc.org/ merck-index).

- CAS(Chemical Abstract Service) 등록번호: 미국화학회에서 화합물에 부여한 고유번호
- 물질의 별칭: 통속명, IUPAC 명명(International Union of Pure and Applied Chemistry nomenclature)
- 화학식
- 분자량
- 구성원소의 질량 퍼센트
- 구조식
- 물질의 상태
- 끓는점과 녹는점
- 용해도(실험실에서 자주 사용되는 용매에 대한 용해도)
- 화합물 합성에 관한 문헌
- 약효 분류
- 주의사항

MSDS(Material Safety Data Sheet)-물질안전보건자료

화학물질을 안전하게 사용하고 관리하기 위하여 필요한 정보를 기재한 서류로서 다음과 같은 내용이 수록되어 있다. MSDS는 시약 판매업체들로부터 구할 수 있다. 대표적인 업체로는 Sigma-Aldrich (www.sigmaaldrich.com) 또는 TCI (www.sejinci.co.kr) 등이 있으며 화합물 검색 후 pdf 파일로 제공을 한다.

- 화학제품과 회사정보
- 안전성/반응성/독성
- 응급조치 / 화재 대응조치 / 누출 대처조치
- UN / 항공(IATA) / 해상(IMDG) 위험물 운송에 필요한 정보
- 물리화학적 특성
- 환경영향 / 폐기 시 주의사항
- 구성성분 명칭 및 함유량
- 법적 규제현황
- 취급방법 / 노출방지 / 개인보호구

특히 물리화학적 특성과 관련하여 다음 내용이 수록되어 있다.

- 물질의 상태(20 °C)
- 폭발상한 / 하한 값
- 녹는점
- 폭발성
- 인화점
- 비중
- 끓는점
- 연소성
- 발화점
- 수용성 / 비수용성(20 °C)
- 증기압(37.8 °C)
- 산화성

서는 같은 양의 화합물 A가 1.5 g(50%) 존재한다.

$$\frac{\dfrac{X}{50\ \text{mL}}}{\dfrac{3.00 - X}{100\ \text{mL}}} = 2.0, \quad 4X = 6, \quad X = 1.5\,\text{g (in ether)}$$

다시 수층을 50 mL의 diethyl ether로 추출하면 다음과 같은 관계가 성립된다.

$$\frac{\dfrac{X}{50\ \text{mL}}}{\dfrac{1.5\ \text{g} - X}{100\ \text{mL}}} = 2.0, \quad 4X = 3, \quad X = 1.33\,\text{g (in ether)}$$

두 번의 50 mL diethyl ether를 사용한 추출은 2.83 g(94%)이 diethyl ether 층에, 0.17 g(6%)이 수층에 잔류한다. 이와 같이 실험결과로부터 분명히 같은 양의 유기용매를 사용할지라도 단일 추출보다 다단계 추출이 효과적임을 알 수 있다.

실험장치 및 과정

① 용액 및 용매의 총 부피가 분액용기의 3/4 이하가 되도록 채우며, 분액용기와 크기가 맞는 마개로 닫은 후 1~2초간 그림 2-1과 같이 흔든다.

② 압력을 감소시키기 위해 개폐밸브를 여는 조작을 2~3회 반복 후 층이 완전히 분리될 때까지 기다린다.

③ 층이 분리되면 마개를 제거하고 개폐밸브를 열어 하층액을 뺀다.

④ 오염을 막기 위하여 상층액은 용기 윗부분으로 따른다.

⑤ 원하는 물질이 어느 층 용액에 있는지 확인될 때까지 두 층액 모두 보관한다.

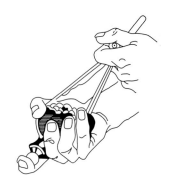

그림 2-1 분별 깔때기의 사용법

⑥ 용매가 chloroform, diethyl ether, benzene인 경우 추출 중 심하게 흔들면 유상액을 형성하는 경우가 있다. 이 경우 다음 세 가지 방법으로 유상액을 제거할 수 있다.

· 분액용기를 수직으로 세운 후 소용돌이치도록 흔든다.

· 유리막대로 상층을 저어준다.

· 염으로 수층을 포화시킨다.

화학적 활성용매에 의한 추출

· 산성 또는 염기성 용매로 추출 시 선택적으로 유기물질과 반응하여 추출하는 데 영향을 끼치는 경우가 있을 수 있다.

· NaOH, Na$_2$CO$_3$, NaHCO$_3$ 용액: 카복실산 추출 및 산 불순물 제거
· 묽은염산(HCl) 용액: 염기성 물질 추출 및 염기성 불순물 제거

• 좋은 추출용매는 원하는 유기물질과 함께 혼합되어 있는 물질에 대해 용해성이 낮고 쉽게 증류되는 휘발성이어야 하며 물과 반응하는 것은 적합하지 않다.

추출실험

1. 혼합물로부터 benzoic acid의 추출

① cellulose, methyl orange, naphthalene이 혼합된 불순한 benzoic acid 4 g을 125 mL 삼각 플라스크에 넣는다.

② 50 mL diethyl ether를 가하고 수욕상에서 가볍게 가열 후 반응액을 여과한다.

③ 여과액을 분액용기로 옮겨 1 N NaOH 수용액으로 2회(30 mL/회) 추출한다.

④ 수층을 분리하여 6 N 염산용액으로 산성화한 후 용액을 냉각하면 침전으로 석출된다.

⑤ 침전을 여과하고 물로 세척 후 재결정한다.

정제과정 요약 도표

benzoic acid에 섞여 있는 불순물 중 ① cellulose는 물과 diethyl ether에 모두 불용이고, ② methyl orange와 naphthalene은 diethyl ether에는 용해되나 물에는 불용성 물질이며, ③ benzoic acid는 물에 불용이지만 적당한 염기를 가하면 산-염기반응에 의해 염류를 형성하여 물에 용해된다. 이와 같이 물리화학적 성질을 이용하면 benzoic acid를 정제할 수 있으며, 이외의 각각의 성분들도 분리 가능하다.

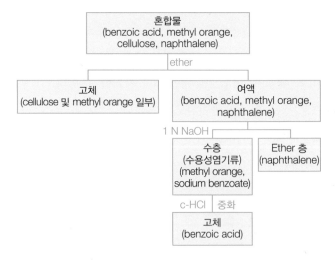

그림 2-2 혼합물로부터 benzoic acid의 분리

Chapter 2

재결정
Recrystallization

배경지식

재결정은 결정성 물질을 적당한 용매에 용해하여 적당한 방법으로 다시 결정으로 석출시키는 조작으로 유기화학자에게 가장 중요한 실험 중 하나이다.

1. 재결정 순서
① 적당한 용매를 선택한다.
② 적당한 용매를 끓이면서 분리하고자 하는 고체물질을 녹인다.
③ 녹지 않는 불순물을 제거하기 위해 뜨거운 용액을 거른다.
④ 걸러낸 용액의 온도를 낮추면서 결정을 형성시킨다.
⑤ 형성된 결정을 거른다.
⑥ 묻은 용액을 제거하기 위해 용매로 씻는다.
⑦ 결정을 건조시킨다.

2. 용매의 선택
• 정제할 물질을 상온에서 잘 용해시키지 않고 높은 온도에서 용해시키는 용매가 이상적이다.
• 물은 이온성 물질과 수소결합을 하는 물질은 잘 용해시키지만, 탄화수소는 잘 녹이지 않는다.
• 용매의 조건은 다음과 같다.
  · 불순물들을 잘 용해시켜야 한다.
    – 끓는점이 낮아야 한다.
    – 용질의 녹는점보다 용매의 끓는점이 낮아야 한다.
  · 정제하고자 하는 물질과 화학적으로 반응하지 않아야 한다.

3. 착색불순물의 제거
• 재결정 시 결정이 녹아 있는 용액이 색을 나타내는 경우 이 용액 속에 소량 존재하여 색을 나타내는 불순물을 제거해야 한다.

- 다공성의 활성탄소를 용액에 소량 첨가함으로써 불순물이 활성탄소에 흡착되도록 한다.

4. 뜨거운 용액을 이용한 여과 및 결정화

(1) 뜨거운 여과(Hot Filtration)

결정을 용액으로 용해하였을 때 녹지 않는 고체 형태의 불순물을 제거하기 위하여 행하는 방법으로 감압여과보다 중력여과 방식을 많이 사용한다. 중력여과는 다른 장치의 설치 없이 깔때기에 여과지를 접어서 뜨거운 용액을 부으면 중력에 의해 불순물이 여과되는 것을 말한다.

(2) 결정화(Crystallization)

뜨거운 용액을 거른 다음 이 용액을 실온에서 방치하여 천천히 식게 한다. 그러면 서서히 결정이 생기는데, 물에 담그거나 급하게 식히면 아주 작은 결정이 생기므로 좋지 않다. 결정의 표면적이 크면 용액 속의 불순물이 결정에 흡착되기 쉽다. 일반적으로 결정화가 이루어지는 동안은 흔들리지 않게 놓아 두어야 한다. 흔들리면 작은 결정들이 생기기 때문이다.

5. 차가운 용액을 이용한 여과

차가운 용액을 이용한 여과의 경우에는 뜨거운 용액에서의 여과와 반대로 중력여과 방식보다 감압여과 방식을 많이 사용한다. 감압여과란, 결정과 용액의 차가운 혼합물을 Buchner funnel과 aspirator에 연결된 vacuum filter flask를 사용하여 감압상태에서 빠르게 여과하는 방법이다.

6. 재결정 실험

① 불순물이 들어 있는 1 g의 공업용 benzoic acid를 깨끗한 50 mL 삼각 플라스크에 넣는다.

② 메스실린더로 25 mL의 물을 잰 다음 그 중 10 mL를 benzoic acid에 가한 후 hot plate stirrer를 이용하여 약간 가열한다.

③ 가열된 용액에 녹지 않는 고체가 더 이상 보이지 않을 때까지 물을 1 mL씩 가하면서 가열한다.

④ 여과지를 통하여 중력여과한다.

⑤ 여과 과정 마지막에 1~2 mL의 뜨거운 물로 플라스크를 헹구어 낸다.

⑥ 거른 용액을 서서히 냉각시켜 결정이 석출되도록 한다.

⑦ 결정이 더 이상 생기지 않을 때까지 실온에 방치한다.

⑧ 침전물을 감압여과하고, 모은 흰색 결정을 차가운 물로 두 번 씻어낸다.

⑨ 공기 중에서 건조시킨다.

⑩ 정제된 물질의 무게와 녹는점을 측정하고 회수율을 계산한다.

Chapter 3

녹는점
Melting Point

배경지식

1. 녹는점

(1) 정의

- 대기압(1 atmosphere) 상태에서 고체가 액체로 변하는 점의 온도를 의미한다.
- 녹는점에서 고체상의 증기압과 액체상의 증기압은 동일하며, 고체상과 액체상이 서로 평형상태에 있을 때 이것을 녹는다고 한다.
- 순수한 물질의 녹는점은 0.5~1 ℃ 이내의 범위이며 액체가 고체로 응고되는 어는점과도 동일하다.

(2) 측정목적

- 기지물질의 경우 동정의 수단으로 이용할 수 있다.
- 미지물질일 경우 추후 실험자의 결과와 비교 동정하는 자료로 이용할 수 있다.
- 녹는점의 범위로부터 순도를 예측할 수 있다.

(3) 이론

- 녹는점의 측정범위는 물질의 순도, 결정의 크기, 물질의 양과 가열속도 등에 의해 영향을 받는다.
- 액체상태에서 주성분물질과 불순물의 혼합물이 용액이 되면, 불순물의 존재는 순수한 물질의 부분 증기압을 낮추게 하여 녹는점이 낮아지게 한다. 녹는점이 낮아지는 정도는 존재하는 불순물의 양에 비례한다. 녹는점의 범위가 클수록 불순한 고체임을 의미한다.
- 시료를 너무 빨리 가열할 경우 큰 폭의 녹는점 범위를 보이기도 한다. 온도계에 열이 전달되도록 하기 위해서는 시간이 필요하므로 너무 급속히 가열하게 되면 실제 가열용기의 온도보다 온도계가 낮은 온도를 나타내게 되어 부정확한 녹는점을 측정할 수 있다.
- 녹는점의 범위가 넓게 나온 원인이 단지 시료 내에 불순물의 혼입에 의한 것만은 아니다. 어떤 경우에는 녹는점에 도달하기 전에 순수한 시료가 일부 또는 완전히 분해하여 녹는점이 부정확해지거나 또는 전혀 측정할 수 없는 경우도 있다. 또 다른 경우에서는 녹는점에 도달하기 전에 순수한 물질이 액화나 수축되는 경우도 있다.

- 일반적으로 측정된 시료의 녹는점의 범위가 0.5 °C 이내이면 시료가 매우 순수한 것을 의미하지만 절대적인 것은 아니다. 그 예로, 공융혼합물(eutectic mixtures)의 경우 여러 번의 재결정 후에도 매우 좁고, 일정한 녹는점을 유지하지만 이 물질은 혼합물에 해당한다.
- 두 가지 성분의 혼합물질에서 조성비와 녹는점에 관한 전형적인 도표는 그림 2-3과 같다. 혼합물일 경우에는 녹는점이 개개 성분의 녹는점에 비해 낮고 넓은 범위를 나타낸다.

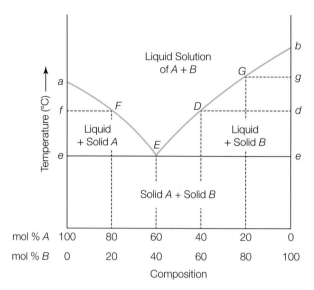

그림 2-3 두 가지 성분 혼합물의 조성비와 녹는점의 관계

(4) 측정 및 장치

- **Thomas-Hoover Uni-Melt 장치와 Mel-Temp 장치:** 모세관(capillary)에 미세한 분말의 시료를 충전한 후, 측정장치 내의 실리콘오일에 잠기게 한 후 전기적으로 온도를 상승시키며 측정하는 방법이다(그림 2-4, 2-5).
- **Fisher-Johns 장치:** 시료를 미량 cover glass 위에 놓고 그 위를 다시 한 장의 cover glass로 덮어주고 전기에 의한 가열방식으로 측정하는 방법이다(그림 2-6).

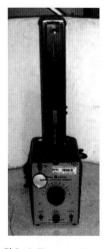

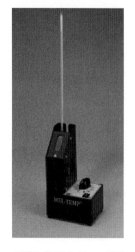

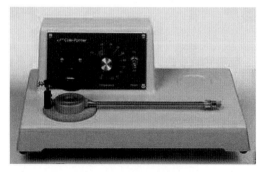

그림 2-4 Thomas-Hoover Uni-Melt 장치

그림 2-5 Mel-Temp 장치

그림 2-6 Fisher-Johns 장치

크로마토그래피
Chromatography

배경지식

크로마토그래피는 모든 과학 분야에서 널리 이용되고 있는 분석법으로 소량으로 화합물을 확인하고, 적절한 정지상과 이동상을 사용하여 시료들이 섞여 있는 혼합물을 이동속도 차이를 이용하여 분리하는 방법이다.

1. 박층 크로마토그래피

박층 크로마토그래피(thin-layer chromatography, TLC)는 유기화학반응에서 자주 사용되는 분석기법으로 분석이 빠르고 민감하며 간단하다. 유기화학반응에서 박층 크로마토그래피가 필요한 이유는 다음과 같다.

- 혼합물에 있는 물질의 수를 빠르고 쉬운 방법으로 알 수 있다. 순수한 물질이라면 1개의 점적(spot)만이 나타나며, 반응물이 오염되었거나 혼합물이라면 그 구성물의 개수만큼 점적이 나타난다. 이로써 순도를 예측할 수 있다.

- 반응의 진행 상태를 알 수 있다. 반응 중 시료를 취하여 TLC를 확인하면 반응물은 줄고 생성물이 증가하는 것을 확인할 수 있다. 이와 같은 방법으로 최적 반응 시간을 결정할 수 있고, 온도 및 농도, 용매 등에 따른 영향을 생성물의 분리 없이 관찰할 수 있다.

- 칼럼 크로마토그래피에 필요한 적절한 흡착제 및 용매를 빨리 선택할 수 있다. 또한 칼럼 크로마토그래피에 의해 모아진 분액이 원하는 물질인지 여부와 순도 등을 알아낼 수 있다.

(1) 흡착제와 용매

- TLC는 유리판 위에 흡착제인 실리카겔(SiO_2)이나, 알루미나(alumina, Al_2O_3) 가루를 바인더로 이용하여 만든 고체-액체 흡착 크로마토그래피다.

- 흡착제의 층(정지상) 한끝에 시료를 흡착시키고 여기에 적당한 용매(이동상)를 사용하면, 시료의 성분은 정지상, 그리고 이동상과의 상호작용에 의해서 선택적으로 흡착된다. 일반적으로 정지상은 강한 극성으로, 극성을 띠는 화합물일수록 잘 흡착되고, 극성이 약하거나 비극성인 물질일수록 정지상에는 덜 흡착되어 멀리 이동한다. 극성이 큰 용매는 극성이 큰 물질과 상호작용하며, 극성이

작은 용매는 역시 극성이 작은 물질과 상호작용한다.

- TLC 및 칼럼 크로마토그래피에 자주 사용하는 용매를 극성이 낮은 것으로부터 극성이 높은 순서로 표 2-1에 나타내었다.

표 2-1 크로마토그래피에 사용되는 전개용매

용매	끓는점[°C]	극성
Pentanes(petroleum ether)	35~60	낮음
Hexanes(ligroin)	60~80	
Dichloromethane	40	
t-Butyl methyl ether	55	
Ethyl acetate	77	
Acetone	56	
2-Propanol	82	
Ethanol	78	
Methanol	65	
Water	100	
Acetic acid	118	높음

- Methanol보다 극성이 큰 용매는 일반적으로 사용하지 않는다. 2개의 용매를 다양한 비율로 혼합하여 사용할 수 있다.

- TLC에서 시료가 이동하는 거리의 순서는 용매의 극성과 마찬가지로 시료의 극성이 낮을수록 먼 거리를 이동하며, 용매에 따른 시료의 이동거리를 R_f 값으로 나타낸다.

$$R_f = \frac{\text{시료의 이동거리}}{\text{용매의 이동거리}}$$

- R_f 값은 시료를 점적한 자리로부터 용매가 이동한 거리와 시료가 이동한 거리의 비를 나타내며(그림 2-7), 특정한 비율의 전개용매에서 각 시료에 따라 고유의 값을 나타낸다. 큰 R_f 값을 나타내는 물질은 극성이 낮은 물질이다.

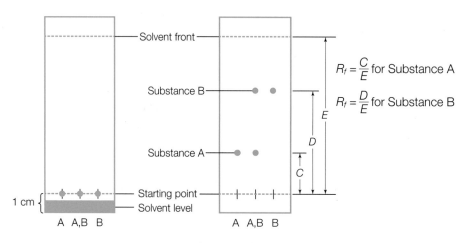

그림 2-7 TLC판과 R_f값

- 표 2-2에 시료의 극성에 따른 TLC에서의 이동거리가 요약되어 있다.

표 2-2 TLC에서 시료의 이동거리

시료		시료	
증가 ↑	Alkanes	Ketones	
	Alkyl halides	Aldehydes	
	Alkenes	Amines	
	Dienes	Alcohols	
	Aromatic hydrocarbons	Phenols	
	Aromatic halides	Carboxylic acids	
	Ethers	Sulfonic acids	감소 ↓
	Esters		

(2) TLC용 기구와 TLC의 방법

- 마이크로피펫 또는 모세관(capillary)을 이용하여 유기용매에 녹인 약 1% 정도의 묽은 시료를 TLC판 아래쪽 끝에서 약 1 cm 정도 떨어진 자리에 점적(spot)한다.
- 이때 가능하면 점적의 크기를 작게 하는 것이 매우 중요하다. 점적의 면적이 1 mm를 넘지 않도록 주의하며, 점적 후 용액을 증발시키고 같은 자리에 이를 3~4번 반복한다.
- 시료를 점적한 TLC판을 약 0.5 cm 정도의 높이로 전개용매가 들어 있는 넓은 마개가 있는 유리병(그림 2-8)에 넣는다.

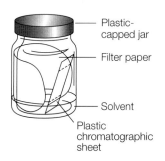

Plastic-capped jar

Filter paper

Solvent

Plastic chromatographic sheet

그림 2-8 TLC판의 전개방법

- 용기의 뚜껑을 닫고 시간에 따른 전개를 관찰한다.
- 용매가 TLC의 윗부분 끝에 거의 도달하였을 때 TLC판을 용기에서 꺼내고 용매가 증발하기 전에 신속하게 용매가 도달한 자리를 표시하고 R_f값을 계산한다.
- 일반적으로 R_f값이 0.3~0.7 사이인 경우 가장 이상적인 분리가 이루어질 수 있다.

(3) TLC의 발색

- 색깔이 있는 시료의 경우 시각으로 감지하는 것이 가능하며, TLC를 발색하는 가장 일반적인 방법은 발광성 물질(fluorescent)이 섞인 실리카겔을 TLC판으로 사용하여 전개한 물질을 254 nm UV 광선 하에서 관찰하는 방법으로, 발광물질에 의하여 나타난 밝은 녹색 배경에 검은색 또는

다른 색으로 나타난 부분을 감지한다.

- 다른 방법으로는 TLC판에 묻은 용매를 완전히 증발시킨 후 요오드(iodine) 결정이 들어 있는 용기에 일정 기간 넣은 후 감지하는 방법으로, 요오드 증기가 이중결합이나 방향성을 가지고 있는 유기물질에 흡수되어 갈색을 나타낸다. 이 경우 용기에서 TLC판을 꺼내고 나면 색깔이 쉽게 제거되므로 연필로 색깔이 나타난 부분을 신속하게 표시하여야 한다.

- 기타 방법으로 진한 황산을 TLC판에 뿌리고 약 200 °C로 가열하여 색깔을 나타내는 방법이 있으며, 이외에 다양하고 특수한 발색 목적에 적합한 제제가 개발되었고, 닌히드린(ninhydrin), 아니스알데하이드(anisaldehyde), 과망간산칼륨(KMnO$_4$), 하네시안(Hanessian), 인몰리브덴산 (phosphomolybdic acid) 등을 들 수가 있다(부록 참고).

2. 칼럼 크로마토그래피

- 칼럼 크로마토그래피(column chromatography)는 소량의 고체나 액체의 분리, 정제에 가장 유용하게 사용되는 방법이다.

- 정제할 물질이 10 g 이상일 경우에는 비용과 시간이 많이 소요된다.

- 실험에서 칼럼 크로마토그래피의 활용은 화학반응에서 반응이 완전히 이루어지지 않았을 때 반응산물을 출발물질과 반응 시약, 부반응물로부터 분리하는 데 사용된다.

- 칼럼 크로마토그래피의 원리는 박층 크로마토그래피(TLC)와 동일하며, 가장 보편적으로 사용되는 흡착제 또한 실리카겔과 알루미나로 동일하다.

- 시료를 소량의 전개용매에 녹여 흡착제가 충전된 칼럼의 상단에 놓고 박층 크로마토그래피와 반대로 전개용매가 칼럼을 흘러내리도록 한다.

- 칼럼 크로마토그래피는 시료(용질, sample), 전개용매(이동상, eluent solvent), 흡착제(정지상, adsorbent)의 극성에 따른 상호작용에 의하여 분리가 이루어진다.

(1) 흡착제(adsorbent, 정지상)

- 칼럼 크로마토그래피에 가장 보편적으로 사용되는 흡착제로는 실리카겔(SiO$_2$)과 알루미나(Al$_2$O$_3$)가 있다.

- 실리카겔은 일반적으로 가장 많이 사용되며, 입자의 크기가 작을수록 분해능이 좋아진다.

- 알루미나는 산성, 중성, 염기성의 세 가지 형태가 있으며 수분의 함유량에 따라 I~V까지의 활성으로 표시된다. Brockmann activity II, III의 중성, 150 mesh의 알루미나가 가장 많이 사용된다. Activity I은 용질을 가장 강하게 흡착하므로 불활성화(deactivation)하여야 하는데, 물을 가하여 혼합 후 1시간 이상 평형에 도달하게 한다. TLC에서의 알루미나의 활성은 약 III 정도가 적당하다.

(2) 전개용매(eluent solvent, 이동상)

- 여러 가지 이동상을 표 2-3에 나타내었다.

표 2-3 이동상에 사용되는 용매

시료	극성
n-Pentane	낮음
Petroleum ether	
Cyclohexane	
n-Hexane	
Carbon disulfide	
t-Butyl methyl ether	
Dichloromethane	↓
Tetrahydrofuran	
Dioxane	
Ethyl acetate	
2-Propanol	
Ethanol	
Methanol	
Acetic acid	높음

- 일반적으로 미지화합물의 혼합물을 분리할 경우에는 먼저 가장 극성이 낮은 용매로 용출시키고 점차 극성이 높은 용매를 점진적으로 혼합하여 용출시킨다.
- 용매의 극성이 갑자기 변하면 실리카겔이나 알루미나가 새로운 용매를 흡착할 때 열이 발생하게 되어 공기방울이 생기고 충전된 칼럼에 균열이 생기게 되므로 주의하여야 한다.

(3) 용질(sample, solute elutant, 시료)

여러 종류의 화합물이 칼럼에서 용출되는 순서를 표 2-4에 나타내었다.

표 2-4 용질의 용출순서

용질	용출순서
Alkenes	빨리 용출
Dienes	
Aromatic hydrocarbons	
Ethers	
Esters	
Ketones	
Aldehydes	↓
Amines	
Alcohols	
Phenols	
Acids	느리게 용출

(4) 시료와 칼럼의 크기

칼럼에 사용되는 실리카겔이나 알루미나의 양은 일반적으로 시료량의 약 30배이며 충전된 칼럼의 높이는 지름의 10배 이상이어야 한다(일반적으로 16 : 1).

(5) 칼럼의 충전

- 정지상이 균일하게 충전되어야 칼럼 크로마토그래피를 효율적으로 할 수 있다.
- 분리할 시료는 액체의 경우 그대로 주입하고, 고체일 경우 가능한 소량의 용매를 녹여 주입한다.
- 시료는 처음에는 칼럼의 가장 윗부분에 띠(band) 형태로 흡착되어 있다가 용출이 시작되면 상대적인 극성과 분자량에 따라 혼합물의 수만큼 분리되어 띠가 이동한다.
- 각 성분의 띠는 각각 분리되어 수평으로 이동되어야 하므로 칼럼이 수직으로 놓여 있고 균일하게 충전되어야 한다.
- 실리카겔과 알루미나를 충전하는 방법으로는 흡착제와 전개용매를 혼합하여 칼럼에 넣는 현탁액 방법이 보편적이고, 이 방법에 사용되는 용매는 미지의 혼합물을 분리할 경우 가장 극성이 낮은 용매를 사용한다.

(6) 칼럼의 충전방법

- 칼럼은 그림 2-9, 그림 2-10, 그림 2-11과 같이 준비한다.
- 필요한 실리카겔의 무게를 측정하여 준비하고, 칼럼의 코크를 잠근 후 ethyl acetate/n-hexane(10 : 90) 용액을 절반 정도 채운다.
- 유리봉으로 유리솜 또는 탈지면을 칼럼 끝에 넣고 sea sand를 1 cm 정도 넣은 후 수평으로 고르게 되도록 한다.
- 실리카겔을 칼럼에 넣고 평형이 되도록 두드린 후 sea sand를 넣는다.
- 코크를 열어 sea sand 위에 이동상이 소량 남을 때(약 1 cm)까지 유출시킨다.
- 칼럼을 충전하는 다른 방법으로는 비커에서 실리카겔을 ethyl acetate(10 : 90) 용액과 혼합하여 현탁액(slurry)을 만들어 칼럼에 넣은 후 칼럼을 두드려 조밀하게 충전되도록 하고 표면을 고르게 한 후 sea sand를 넣기도 한다.

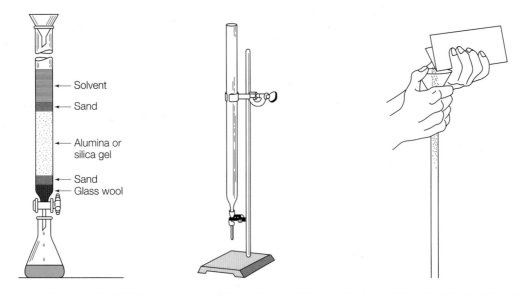

그림 2-9 대규모 크로마토그래피 칼럼　　　그림 2-10 고정된 크로마토그래피 칼럼　　　그림 2-11 크로마토그래피 칼럼에 실리카겔을 충전시키는 방법

1. 실험시약 및 기구

1,6-Hexanediol (A)

Methyl salicylate (B)

Benzyl alcohol (C)

p-Nitroaniline (D)

- **실험기구:** TLC plate, TLC chamber, 메스실린더, capillary, dryer, UV 램프, 휴지, 핀셋
- **용매:** ethyl acetate, n-hexane
  - 미지물질을 TLC에 의하여 확인하는 일반적인 방법은 표준물질(standard)과 미지물질을 동시에 TLC를 수행함으로써 알 수 있다.
  - 미지물질이 표준물질과 동일한 R_f값을 나타내면 표준물질과 동일한 물질일 가능성이 크다.
  - 본 실험에서는 TLC에 의한 미지물질의 확인을 위하여 주어진 4개의 표준물질의 R_f값을 이용하여 혼합물의 성분을 확인한다.
  - 다음과 같이 1,6-hexanediol (A), methyl salicylate (B), benzyl alcohol (C) 및 p-nitroaniline (D) 등 4개의 기지물질이 TLC 실험에 사용된다.
  - 각각 acetone에 녹아 있는 1% 1,6-hexanediol (A), methyl salicylate (B), benzyl alcohol (C) 및 p-nitroaniline (D) 용액이 시료병에 준비되어 있고, 상기 4개 물질의 혼합물(A, B, C, D)의 1% acetone 용액이 시료병에 준비되어 있다.
  - 각 조마다 상기 4개 물질 중에서 3개 물질의 혼합물이 1% acetone 용액으로서 각기 다른 시료병으로 제공된다. 3개의 실리카겔 TLC판과 3개의 전개용기, 1개의 가는 모세관 및 휴지, acetone이 들어 있는 시료병 1개, 소량의 ethyl acetate와 n-hexane이 각 조마다 제공된다.
  - ethyl acetate와 n-hexane을 이동상(전개용매)으로 사용한다.

2. 실험과정

① ethyl acetate와 n-hexane의 혼합물을 다음과 같은 비율로 제조하여 각각의 전개용기에 넣는다. 이때 용액이 TLC판에 시료를 점적한 자리까지 닿지 않도록 한다.
  - ethyl acetate : n-hexane = 1 : 5
  - ethyl acetate : n-hexane = 1 : 2
  - ethyl acetate : n-hexane = 1 : 1

② 시료를 전개하는 동안 증기압이 일정하도록 여과지를 전개용기 바닥에 닿게 넣고 이를 용기 벽에 닿도록 감싼다.

③ 연필을 이용하여 TLC판의 끝부분에서 1 cm 위치한 곳에 수평으로 선을 긋고, 그 선상에 6개의 점적할 부분을 표시한다. 이때 점적할 부분은 각각 3 mm 이상 떨어지도록 한다.

④ 모세관 끝을 순서에 따라 1개의 시료용액(A, B, C, D 등 단일 성분 용액 4개, A, B, C, D 혼합물 1개, 미지 혼합물 1개)에 살짝 담그고 꺼낸 후, 이를 TLC판의 연필로 표시된 점적자리에 가볍게 찍는다. 모세관 끝을 깨끗한 용매(acetone)에 살짝 담그고 이를 휴지에 대어서 용매를 제거하는 과정을 수회 반복한다.

⑤ 시료 용액의 순서대로 상기 과정을 반복하여 6개의 점적을 마무리하고 나머지 2개의 TLC판도 똑같은 과정을 거친다.

⑥ 점적한 부분을 완전히 건조시킨다.

⑦ 점적한 부분을 아래로 향하게 하여 TLC판을 전개용기 안에 천천히 집어넣고 바로 뚜껑을 닫는다. 이동상 용매의 높이는 점적한 부분보다 낮아야 한다.

⑧ 용매가 TLC판 위쪽 끝에서 5 mm 정도까지 전개되었을 때 TLC판을 꺼내고, 즉시 연필로 용매가 전개된 부분을 표시하고 수분간 TLC판을 완전히 건조시킨다.

⑨ TLC판을 UV 광선 하에서 관찰해 생성된 전개점을 연필로 표시한다. 다음에 TLC판을 p-anisaldehyde 용액에 담갔다 꺼내 휴지로 여분의 용액을 제거하고 가열판 위에서 약 200 °C로 가열하여 생성된 전개점을 기록한다.

⑩ 각 물질(A, B, C, D)의 ethyl acetate 및 n-hexane의 용량비에 의한 이동상의 조성(solvent system)에 따른 R_f값을 구한다.

⑪ 각 물질이 발색방법(UV, p-anisaldehyde)에 따라 어떻게 보이는지 기록한다.

⑫ 다른 이동상에서의 각 물질의 R_f값을 비교하고 적절한 이동상 용매 조건을 결정한다.

⑬ 미지물질의 조성을 확인한다.

연습문제

1. UV 광선으로 전개점이 관찰되는 물질은 무엇이고 왜 p-anisaldehyde를 발색물질로 사용하는가?

2. 이동상 용매 중 ethyl acetate의 용량비가 n-hexane에 비하여 증가할 때 R_f값은 어떻게 되며 왜 그럴까?

3. 표준물질이 없다고 가정할 경우 미지물질을 쉽게 확인할 수 있을까?

4. 시료 전개 시 전개용매가 TLC판의 위쪽 끝부분까지 도달하고 일정 기간이 지났을 때 예상되는 R_f값의 차이는 무엇일까?

5. 시료 전개 시 전개용기의 뚜껑을 닫지 않았을 때 예상되는 R_f값의 차이는 무엇일까?

6. 1,2-Dichloroethane을 전개용매로 사용하여 naphthalene, butanoic acid 및 phenyl acetate를 실리카겔 TLC로 분석하였을 때 R_f값이 큰 순서로 나열하시오.

1. 실험시약 및 기구

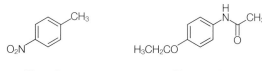

p-Nitrotoluene   Phenacetin

- **실험기구**: 칼럼 크로마토그래피, sea sand, 시험관, 시험관대, 실리카겔, 1목 둥근바닥 플라스크 (250 mL), TLC plate, TLC chamber, 메스실린더, capillary, pasteur pipette, pipette bulb, dryer, UV 램프, 휴지, 핀셋

- **전개용매**: *n*-hexane/ethyl acetate = 1 : 2, 1 : 1, 2 : 1 v/v
  - *p*-Nitrotoluene과 phenacetin의 혼합물을 ethyl acetate/*n*-hexane 1 : 2와 1 : 1 전개용매에서 각각 TLC한 후 두 물질을 분리하기 위하여 이동상으로 어떤 용매 조건이 적당한지를 결정한다.

2. 실험과정

- **칼럼 충전과 이동상 준비과정**

① 시험관 40개를 준비하여 시험관 걸이에 꽂고 번호를 매긴다.

② 이동상으로 ethyl acetate/*n*-hexane(1 : 2) 용액 150 mL를 준비하고 실리카겔(70~230 mesh) 17 g 을 취하여 100 mL 비커에 넣는다.

③ ethyl acetate/*n*-hexane(1 : 2) 용액 70 mL를 비커에 넣고 실리카겔과 잘 혼합하여 공기방울을 제 거한다.

④ 유리봉으로 탈지면을 칼럼 끝에 넣고 sea sand를 1 cm 정도 높이로 넣는다.

⑤ 칼럼에 ethyl acetate/*n*-hexane(1 : 2) 용액을 약 15 cm 높이로 넣는다.

⑥ 실리카겔 현탁액을 칼럼에 부은 뒤 칼럼 입구에 압력을 가해 용액을 용출시키고 용액이 실리카겔 칼럼 위에 약 5 cm 정도 남았을 때 칼럼의 코크를 잠근다.

⑦ 코르크링 등으로 칼럼을 약 5분 정도 고르게 두드려서 실리카겔이 조밀하게 충전되도록 하고 표 면을 고르게 한다.

⑧ Sea sand를 약 0.5 cm 정도 높이로 넣고 용액이 sea sand 높이까지 오도록 용출시킨다.

- **시료의 주입과정**

① *p*-Nitrotoluene 0.40 g과 phenacetin 0.40 g 혼합물을 dichloromethane 10 mL에 녹인다.

② 파스테르 피펫으로 시료용액을 조심스럽게 칼럼에 넣는다.

③ 칼럼의 코크를 열어 시료용액이 sea sand 높이까지 오도록 이동상을 용출시킨다.

④ 이동상인 ethyl acetate/*n*-hexane(1 : 2) 용액을 조심스럽게 칼럼에 넣는다.

- **시료의 용출 및 분리, 확인 과정**

① 용출액을 시험관에 순서대로 모으고 실리카겔 TLC판에 각 번호대로 용출액을 점적하고 건조한 후 UV 광선에 비추어 본다.

② UV 광선에서 검은색을 나타내는 용출액은 화합물이 용출된 것이므로 용출된 각각의 분액을 TLC하여 용출을 확인한다.

③ 먼저 용출된 분액이 *p*-nitrotoluene임을 TLC로 확인하고 *p*-nitrotoluene이 모두 용출된 후 이동상을 ethyl acetate/*n*-hexane(1 : 1)으로 바꾼다.

④ ethyl acetate/*n*-hexane(1 : 1) 용액 70 mL를 만들어 칼럼에 넣고 계속 이동상을 용출시킨다. 각 분액을 실리카겔 TLC판에 점적하여 UV 광선에 비추어 보아 화합물의 용출 여부를 계속 확인한다.

   <u>**주의**</u> ethyl acetate/*n*-hexane(1 : 1) 용액을 넣을 때 이전의 용액이 칼럼에 최소한 15 cm 이상 남아 있도록 하여 극성이 다른 두 이동상이 섞일 수 있게 한다.

⑤ 용출되는 동안 *p*-nitrotoluene의 용출액을 무게를 알고 있는 250 mL 둥근바닥 플라스크에 모아 감압농축한다. 화합물을 진공상태에서 완전히 건조하고 무게를 측정한 후 *p*-nitrotoluene의 무게를 계산하여 분리수율을 계산한다.

⑥ ethyl acetate/*n*-hexane(2 : 1) 용액을 만들어 칼럼에 넣고 계속 용출시킨다.

⑦ 용출된 phenacetin을 TLC로 확인하고 각 분액을 무게를 알고 있는 250 mL 둥근바닥 플라스크에 모아 용매를 감압농축한다.

⑧ 분리된 화합물을 진공상태에서 건조하고 무게를 측정한 후 phenacetin의 분리수율을 계산한다.

연습문제

1. 시료 용출 시 ethyl acetate/*n*-hexane의 비를 1 : 2에서 1 : 1, 2 : 1로 점진적으로 증가한 이유를 설명하시오(Gradient elution).

2. 상기 1처럼 전개용매의 조성을 바꿀 때 급격하게 바꾸면 어떤 현상이 일어나는가?

3. 실리카겔 충전 시 코르크링으로 일정 기간 두드리는 이유는 무엇인가?

4. R_f 값이 3.1과 3.2인 물질을 분리하는 데 어려움이 있겠는가? 만약 어렵다면 해결 방법은 무엇인가?

5. 두 물질을 칼럼 크로마토그래피로 분리할 경우 TLC가 선행되어야 하는 이유는 무엇인가?

Chapter 5

핵자기 공명 스펙트럼
Nuclear Magnetic Resonance

배경지식

핵자기 공명(nuclear magnetic resonance, NMR)은 분자의 물리화학적 성질을 이해하기 위한 가장 대표적인 분광법이다. 특히 유기화합물을 구성하는 원소인 수소와 탄소에 대한 분석법이 고도로 발달되어 있다. 이를 이용하여 유기반응 후 생성물의 구조 분석, 완전한 미지 시료의 구조 동정, 실시간 분석을 통한 반응 메커니즘 규명 등 다양한 연구에 사용한다.

1. NMR의 원리

NMR로 주로 관측하는 ^{1}H와 ^{13}C 원자핵은 +1/2 스핀을 갖는 낮은 에너지 상태와 -1/2 스핀을 갖는 높은 에너지 상태의 두 가지로 존재하며 두 에너지의 차이는 외부 자기장의 세기에 비례한다. 이 상태에 놓인 원자핵에 라디오파 영역에 해당하는 특정 진동수에 해당하는 전자기파를 조사하면 핵은 에너지를 흡수하여 높은 에너지 상태로 전이가 일어나게 되며, 이를 핵자기 공명(nuclear magnetic resonance) 현상이라고 한다(그림 2-12). 이 원자핵에 충분한 시간(이완 시간, relaxation time)을 주면 에너지를 잃으면서 다시 원래 상태로 돌아가는데, 이때 발생하는 전기적 신호를 기록하여 신호의 세기-진동수 그래프로 나타낸 것이 NMR 스펙트럼이다.

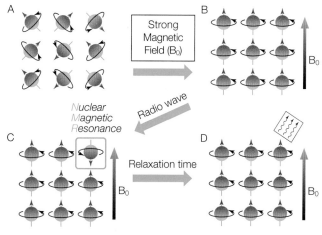

그림 2-12 NMR 분광법의 원리

2. ^{1}H NMR 스펙트럼으로 알 수 있는 기본 정보

(1) 화학적 이동 – 작용기의 종류

^{1}H NMR 스펙트럼 내 신호(피크)의 x축 위치를 화학적 이동(chemical shift)이라고 한다. 양성자의 원자핵 주위의 전자 밀도가 높을수록, 즉 전자에 의해 가려져(shielding) 있을수록 강한 제2의 자기장 때문에 핵에 미치는 외부 자기장의 영향이 줄어들게 되고, 공명을 일으키기 위해 필요한 라디오파의 진동수(Hz) 또한 낮아지게 된다. ^{1}H NMR 스펙트럼의 낮은 진동수 영역인 오른쪽에 치우친 피크가 나타나게 된다. 낮은 전자 밀도(deshielding)일수록 피크가 왼쪽으로 위치한다. 전자를 upfield, 후자를 downfield로 표현한다. ^{1}H NMR의 화학적 이동은 TMS(tetramethylsilane)의 피크를 0 Hz로 정하고 이를 기준으로 얼마나 이동했는지를 Hz 단위로 측정한다. NMR 장비의 자기장이 강할수록 각 피크의 분리능이 좋아진다. 화학적 이동값의 단위로 Hz를 사용하면 사용한 장비에 따라 달라져 스펙트럼 간의 비교가 불편하므로 자기장의 영향을 보정한 값으로 나타낸 δ(ppm) 단위를 사용하며 계산식은 식 1과 같다.

$$\delta(ppm) = \frac{\text{관측된 화학적 이동(TMS로부터 떨어진 Hz)}}{\text{분광기 진동수(MHz)}} \qquad \text{(식 1)}$$

원자핵 주위의 전자 밀도는 주위에 존재하는 작용기에 따라 크게 달라진다. 따라서 화학적 이동은 분자의 구조를 파악할 때 첫 번째로 고려하는 사항이 된다. 주요 규칙을 요약하면 아래와 같고, 작용기에 따른 양성자의 화학적 이동을 그림 2-13에 요약한다.

① **전기음성도**: 전기음성도가 큰 원자에 인접한 양성자일수록 화학적 이동이 크다.

　　ex) F-C$\underline{H}$ (약 4.3) > O-C$\underline{H}$ (약 3.8) > N-C$\underline{H}$ (약 2.8)

② **반자기성 효과**: π결합 전자가 순환하면서 생기는 유도 자기장의 영향으로 인해 화학적 이동이 강하게 영향을 받는다.

　　ex) C ≡ C$\underline{H}$(약 2.0), C = C$\underline{H}$(약 5.0), 방향족성 C$\underline{H}$(약 7.5), 알데히드 C$\underline{H}$O (약 9.0)

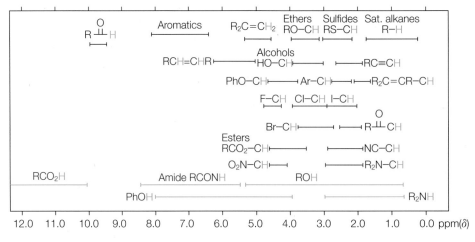

그림 2-13 ^{1}H NMR에서 양성자의 화학적 이동값

(2) 적분값 – 동등한 수소 원자의 상대적 개수

NMR 측정을 통해 각 신호의 상대 영역을 전자적으로 통합하고 기록된다. 피크의 상대적인 적분값 (integration)이 각 피크에 해당하는 수소 원자의 수에 비례한다. 같은 환경에 놓여 있는 수소 원자의 수와 그것에 해당하는 피크의 아래 면적은 거의 정확하게 비례하므로 이를 이용하여 수소 원자의 개수를 밝힐 수 있다.

그림 2-14는 ethylbenzene의 스펙트럼이다. 삼중선으로 갈라지는 CH_3 피크(a)가 1.27 ppm 부근에 명확하게 나타나 있고 이것의 적분값을 3으로 설정한다면 CH_2 피크(b)는 약 2, aromatic C_6H_5 피크(c)는 약 5의 적분값을 보임을 알 수 있다. 이는 각 작용기의 수소 개수인 3:2:5와 일치한다.

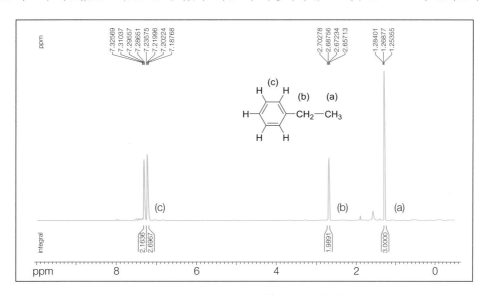

그림 2-14 Ethylbenzene의 ^1H NMR 스펙트럼

(3) 피크의 모양(peak shape) – 인접한 수소 원자의 개수와 이면각

각 수소 원자의 피크는 singlet, doublet, triplet, quartet으로 갈라짐(splitting)이 나타난다. 이웃의 다른 양성자가 가까운 거리로 연결돼 있으면 이들은 결합 전자를 통해 서로 영향을 주고받으며 (coupling) 피크를 갈라지게 만든다. 양성자로부터 같은 거리에 있는 n개의 이웃 양성자가 화학적/자기적으로 모두 동일한 경우, 관찰하고자 하는 양성자의 피크는 $n + 1$개의 봉우리로 갈라지게 된다. 각 봉우리들의 상대적인 세기는 파스칼의 삼각형 규칙을 따른다. 즉 이중선(doublet)은 1:1, 삼중선 (triplet)은 1:2:1, 사중선(quartet)은 1:3:3:1로 갈라진다(그림 2-15).

그림 2-16은 ethyl acetate의 ^1H NMR 스펙트럼이다. 양성자 H_b의 경우, 3개의 결합을 사이에 두고 이웃한 3개의 양성자 H_c에 의해 4 ppm 근처에서 사중선으로 갈라지고, 양성자 H_c의 경우 2개의 양성자 H_b에 의해 1 ppm 근처에서 삼중선으로 갈라진다. 반면에 양성자 H_a의 경우 가까운 거리에 양성자가 존재하지 않으므로 갈라짐이 일어나지 않고 단일선으로만 나타난다.

피크가 몇 개로 갈라지는지와 어느 정도로 갈라지는지가 매우 중요한 정보를 담고 있다. 하나의 피크가 커플링을 통해 갈라져서 나타난 두 봉우리 사이의 화학적 이동 차이를 커플링 상수(coupling constant, J)라고 하고 단위는 Hz로 표기한다(그림 2-17).

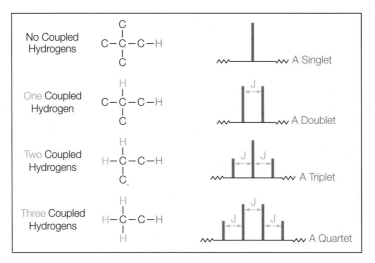

그림 2-15 ¹H NMR 스펙트럼에서 피크의 갈라짐

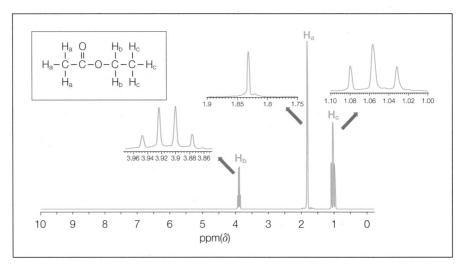

그림 2-16 Ethyl acetate의 ¹H NMR 스펙트럼

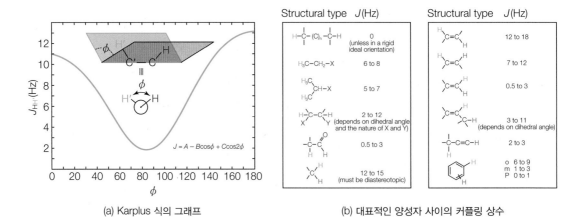

(a) Karplus 식의 그래프

(b) 대표적인 양성자 사이의 커플링 상수

그림 2-17 커플링 상수

3. ^{13}C NMR

동등한 환경이 아닌 탄소에 대해 ^{13}C NMR 스펙트럼에서 각자 다른 신호를 나타내고, ^{13}C 신호는 연결된 ^{1}H에 의해 ($n + 1$) 규칙으로 갈라진다. 탄소 원자는 하나의 결합으로 이루어진 수소와 매우 큰 커플링($^{1}J_{CH}$ = 100~300 Hz)을 하여 피크가 크게 갈라지고 두세 개의 결합 거리의 수소와도 커플링을 통한 갈라짐으로 스펙트럼은 매우 복잡한 결과를 얻는다. 따라서 ^{13}C NMR은 기계적 조작을 통해 수소 원자로 인한 갈라짐 영향을 배제한(디커플링), 따라서 단일선으로만 이루어진 스펙트럼을 주로 얻는다. 그러나 적분값을 이용한 탄소수의 정량은 나타나지 않는다.

그림 2-18은 ethyl cinnamate의 ^{13}C NMR 스펙트럼이다. ^{1}H NMR의 스펙트럼과 차이점으로서 각각의 탄소에 해당하는 피크들이 갈라짐 없이 단일선으로만 이루어져 있는 것을 볼 수 있다. NMR 현상을 나타내는 탄소의 동위원소인 ^{13}C는 자연에서의 존재 비율이 대략 1%에 불과하므로 낮은 감도와 관련한 문제가 있다. 실제로 ^{1}H NMR에 비해 10,000배 낮은 감도를 보인다고 알려져 있으며, 따라서 좋은 스펙트럼을 얻기 위해서는 시료의 양이 많이 필요하고 실험 시간도 수시간 단위로 길어지게 된다.

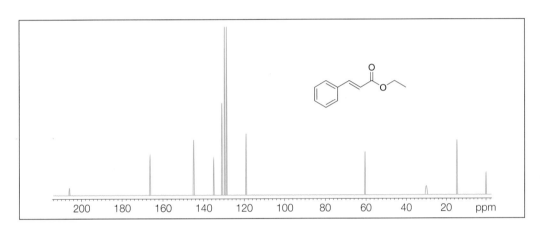

그림 2-18 Ethyl cinnamate의 ^{13}C NMR 스펙트럼

^{13}C NMR은 −10~210 ppm 사이의 매우 큰 화학적 이동값 범위를 나타낸다. 구조에 따른 ^{13}C NMR의 화학적 이동값 분포가 그림 2-19에 나타나 있다.

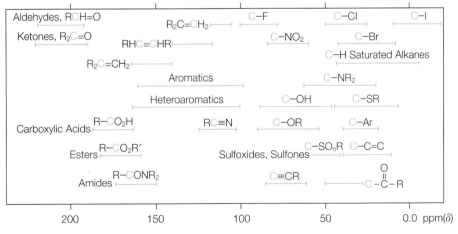

그림 2-19 ^{13}C NMR에서 탄소의 화학적 이동값

4. NMR의 측정

(1) 시료관

일반적으로 시판되고 있는 NMR용 시료관(바깥지름 5 ± 0.01 mm, 안지름 4.2 mm, 길이 180 mm, 파이렉스제)이 일반적으로 이용된다. 시료관에는 테프론제의 마개가 붙어 있으므로 봉합할 경우를 제외하고는 이 뚜껑을 사용한다.

• 주의

① 시료관은 용매나 세제로 깨끗이 닦고, acetone으로 건조시킨다.
② 시료관 바깥쪽도 상처나 먼지가 묻지 않도록 보관한다.

(2) 용매

용매는 ① 시료의 시그널을 방해하지 않을 것, ② 용해성이 높을 것, ③ 시료와 반응하지 않을 것 등의 조건이 따르는데, 용해력이 높은 chloroform-d이 가장 많이 사용된다.

• 주의

① 시료의 용해도를 고려하여 용매를 선택한다.
② 고온에서의 측정에는 휘발성이 낮은 용매를 사용한다.
③ 용매의 종류에 따라 화학적 이동의 변동이 많을 수 있다.
④ 중수소화 용매에서는 시료 내의 활성수소와 D-H 교환반응을 일으키는 경우도 있다.
⑤ 중수소화 용매는 1% 정도의 ^{1}H 화합물을 포함하고 있으므로 그에 따른 작은 시그널을 시료의 것이라고 혼동하지 않도록 한다.
⑥ 중수소화 용매는 밀봉하여 차광된 장소에 저장한다. 흡습 시 ^{1}H 시그널이 나타난다.

(3) 기준물질

기준물질로 TMS(tetramethylsilane)를 사용한다. 중수 용매의 경우에는 TMS가 녹지 않으므로 DSS(sodium 2,2-dimetyl-1, 2-silapentane-5-sulfonate) 등을 이용한다. 고온측정으로는 HMDS(hexamethyl-disiloxane)가 좋다.

(4) 측정을 위한 준비

① **시료에 관한 사전조사:** 미지 시료를 분석할 때는 지금까지 알고 있는 다른 분석 데이터를 먼저 정리하고, ^{1}H NMR로 무엇을 구하려고 하는지를 명확하게 해야 한다. 목적에 맞게 시료량, 용해성, 점도 등을 고려하면서 측정조건을 선정한다.
② **시료의 정제:** 구조가 불분명한 다른 성분을 포함하고 있으면 스펙트럼의 분석이 곤란해지므로 NMR 시료의 정제는 중요하다.

③ **시료의 양과 농도:** 시료가 액체이며 물 정도의 점도라면 그대로 측정한다. 점도가 높은 액체나 고체 시료는 용매로 5~20%(W/V 농도)의 용액으로 한다.

④ **시료의 주입법과 분석 의뢰:** 시료를 NMR 용매에 녹인 후 피펫을 사용하여 시료관의 35~40 mm까지 넣는다. 만일 시료액에 부유물이 있을 때는 깔때기에 탈지면을 묻혀서 여과하면서 주입한다. 용해가 쉬운 시료에서는 필요한 양만 시료관에 먼저 넣은 후 용매를 넣어도 좋다. 측정을 의뢰할 때는 시료관을 마개로 밀봉한 후 라벨에 시료명과 의뢰자 정보를 써넣고 다음과 같은 항목을 기입한 측정의뢰서를 제출한다.

가. 시료번호, 소속, 성명, 의뢰연월일

나. 시료의 구조식, 용매와 시료농도, 기준물질의 종류와 첨가량

다. 측정목적, 측정조건(측정온도, 적분곡선, 저자기장 영역의 측정 등)

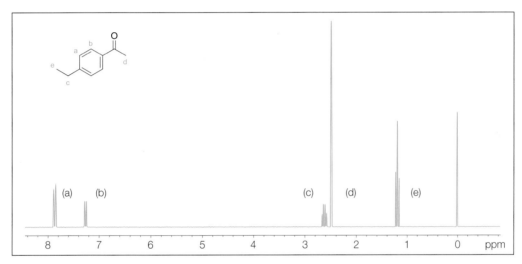

그림 2-20 *p*-Ethylacetophenone의 ^{1}H NMR

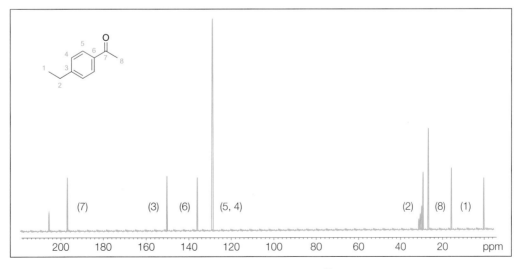

그림 2-21 *p*-Ethylacetophenone의 ^{13}C NMR

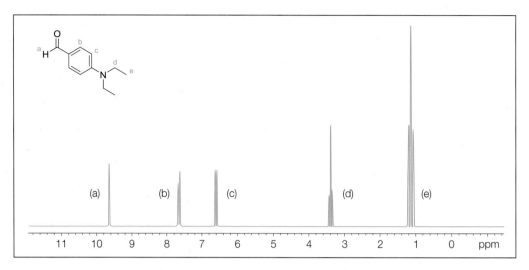

그림 2-22 *p*-diethylaminobenzaldehyde의 ¹H NMR

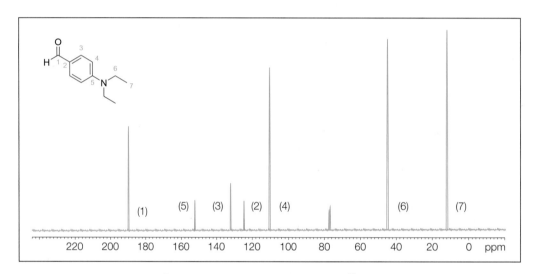

그림 2-23 *p*-diethylaminobenzaldehyde의 ¹³C NMR

연습문제

1. 분자식과 ^1H NMR 스펙트럼에 해당하는 화합물의 구조를 예측하시오.

(a) Chemical Formula: C_5H_{10}

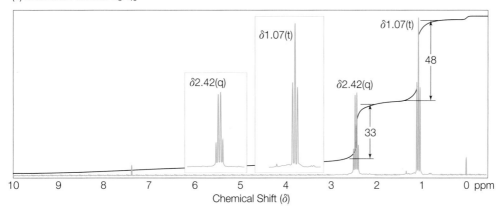

(b) Chemical Formula: $C_7H_{14}O$

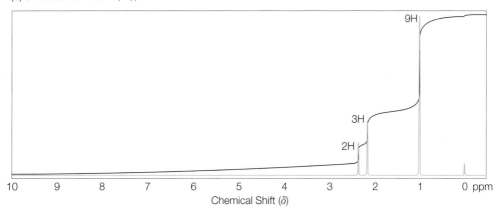

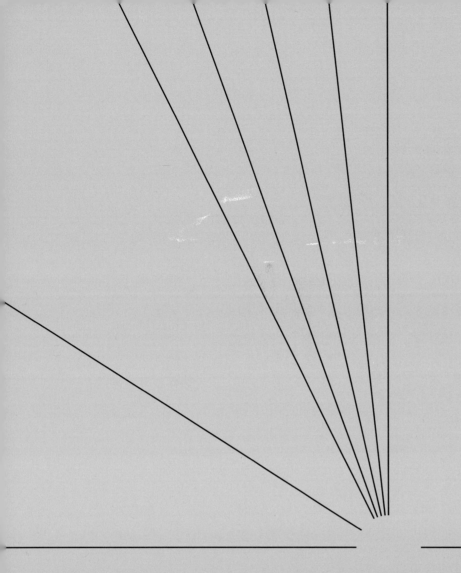

Part 3
단위반응

Chapter 1

Grignard 반응
Grignard Reaction

Triphenyl carbinol의 합성

배경지식

Grignard 시약은 alcohol과 carboxylic acid의 합성에 자주 활용된다. Grignard 시약은 alkyl 또는 aryl halide와 세밀하게 분할된 Mg 조각을 무수 diethyl ether를 용매로 사용하여 제조된다.

$$R{-}Br \quad + \quad Mg \quad \xrightarrow{\text{Et}_2\text{O}} \quad RMgBr$$

위 구조식에서 간단히 RMgBr로 편의상 사용되고 있지만, Grignard 시약의 실제 구조는 매우 복잡하다. Grignard 시약은 합성에 사용될 때 매우 유용하지만 반응성이 높아서 주의해야 한다. Grignard 시약은 또한 친핵체(nucleophile)로 작용하여 특정 유기화합물의 생성에 편리한 방법을 제공한다. 예를 들어 aldehyde, ketone, CO_2와 반응하여 각각 2차 alcohol, 3차 alcohol, carboxylic acid 등을 합성할 수 있다. 약산 화합물인 물, alcohol, ammonia, amine 등과 반응하는 경우에는 염기로 작용하는데, 같은 방식으로 말단 alkyne과도 반응할 수 있다.

물과 alcohol과 반응하듯이 Grignard 시약은 산소에 의해서도 파괴된다. 그러므로 모든 유리기구와 시약들은 완전히 건조시키고, 활성이 없는 물질로 환경을 조성해야 한다.

화학 반응식

$$\text{benzophenone} \quad \xrightarrow{\quad \text{—MgBr}\quad} \quad \text{triphenylcarbinol}$$

benzophenone

triphenylcarbinol
MW = 260.33

실험시약

시약명	분자량	밀도	당량수	몰수(mmol)	사용량
Benzophenone	182.22	–	1.0		200 mg
Phenylmagnesium bromide (3.0 M in Et$_2$O)	–	–	1.2		
Diethyl ether (anhydrous)	–	–	–	–	5 mL

실험과정

① 25 mL 둥근바닥 플라스크에 benzophenone을 넣은 후 환류 냉각장치를 연결하고 진공 하에서 건조 후 질소로 치환한다.

② 무수 Et$_2$O을 주사기를 사용하여 천천히 가하면서 교반한다.

③ 반응 시약 phenylmagnesium bromide(3.0 M solution in Et$_2$O)를 천천히 넣어준 후 2시간 동안 환류 교반한 뒤 상온으로 냉각한다.

④ 반응물에 포화 NH$_4$Cl 수용액(5 mL)을 천천히 넣어준 후 유기층을 분리하고 수용액을 각 5 mL의 Et$_2$O로 2번 씻어준다.

⑤ 유기층을 모두 합한 뒤 무수 Na$_2$SO$_4$(또는 무수 MgSO$_4$)로 건조한 후 감압여과한 뒤 용매를 감압 증류장치를 사용하여 농축한다.

⑥ 얻어진 고체를 MeOH을 사용하여 재결정한다.

⑦ 최종 생성물의 ^{1}H NMR 스펙트럼을 분석하여 구조를 확인하고 수득률을 계산한다.

연습문제

① 반응 종결 후 포화 NH$_4$Cl 수용액을 천천히 넣어주는 이유를 설명하시오.

② 무수 Et$_2$O 하에서 마그네슘과 HO-CH$_2$-Br가 반응하여 Grignard 시약이 형성될 수 있는지 설명하시오.

③ 다음 생성물을 Grignard 반응으로 합성한다고 할 때, 출발물질을 모두 제시하시오.

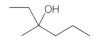

MEMO

실험보고서

학과		학번		성명	
실험일자	년		월		일

1. 실험목적 및 과정

2. 결과 및 고찰

3. 참고문헌

Chapter 2

Dibenzalacetone의 합성

배경지식

Aldol 축합반응은 두 종류의 카보닐 화합물(aldehyde 또는 ketone)을 물을 제거하면서 반응시켜 카보닐 작용기 및 이중 결합을 둘 다 함유하는 화합물을 생성시키는 반응이다. 출발물질 acetone과 benzaldehyde로부터 dibenzalacetone이 합성되는 과정이 대표적인 예이다. 이 반응은 aldehyde의 carbonyl기에 acetone의 활성 메틸렌 음이온의 친핵성 첨가가 일어난 후 스스로 탈수되어 $C_6H_5CH=CHCOCH_3$를 생성하는 반응이다. 이어 생성된 화합물의 음이온인 $C_6H_5CH=CHCOCH_2^-$이 재차 반응을 반복하여 최종적으로 dibenzalacetone을 합성하는 반응이다. 활성 메틸렌기와 aldehyde를 포함하는 본 축합반응은 아래에 나타낸 반응 조건 하에서는 중간생성물 단계에서 멈출 수 없다.

화학 반응식

acetone   benzaldehyde (2 equiv.)   dibenzalacetone MW = 234.29

실험시약

시약명	분자량	밀도	당량수	몰수(mmol)	사용량
Benzaldehyde	106.12	1.04	2.5		
Acetone	58.08	0.79	1.0		1.8 mL
Ethanol	46.07	0.79	–		20 mL
H_2O	18.02	1	–		20 mL
Sodium hydroxide	40	–	–		5 g

실험과정

① 250 mL의 둥근바닥 플라스크에 물과 EtOH을 가하고 NaOH을 녹인다. (얼음물 욕조로 반응액을 20~25 °C로 유지한다.)
② 깔때기를 연결하고 benzaldehyde와 acetone을 깔때기에 혼합하여 넣고 천천히 넣어준다.
③ 얼음물 욕조를 제거하고 실온에서 30분간 더 교반한다.
④ 생성된 고체를 감압여과장치를 사용하여 여과하고 얼음물로 생성물에 부착되어 있는 NaOH 용액의 대부분을 제거한다.
⑤ 얻어진 고체를 감압펌프를 사용하여 건조한다.
⑥ 최종 생성물을 EtOH로 재결정한다.
⑦ 최종 생성물의 ^1H NMR 스펙트럼을 분석하여 구조를 확인하고 수득률을 계산한다.

연습문제

① Aldol 축합반응, Claisen 축합반응, Dieckmann 축합반응을 설명하시오.
② 생성물의 물리화학적 특징과 용도를 조사하시오.

실험보고서

학과		학번		성명	
실험일자	년		월		일

1. 실험목적 및 과정

2. 결과 및 고찰

3. 참고문헌

Chapter 3

피셔의 에스터화 반응
Fischer Esterification

Ethyl cinnamate의 합성

배경지식

에스터(ester)는 carboxylic acid와 alcohol의 축합물이다. 유기화학에서 일반적인 carboxylic acid의 ester나 phosphoric ester, sulfonyl ester도 매우 중요한 ester이다.

　carboxylic acid와 alcohol의 축합반응은 반응 속도가 매우 느려서 활성화 작업이 요구된다. 즉 carboxylic acid보다 반응성이 큰 유도체를 생성(예를 들면 acid halide: RCOCl, anhydride: RCO-O-COR)하거나 기타 여러 방식으로 촉진되어야 한다. 이 경우로 종종 황산과 같은 강력한 미네랄산으로 반응을 촉진시킬 수 있다.

　이 반응 메커니즘을 살펴보면 가역반응으로 각각의 단계를 위 그림에서 보여준다. 이와 같이 산은 반응의 평형을 촉진한다(에스터화와 가수분해 양쪽 모두에서). 따라서 기타 반응조건이 평형의 위치를 결정하며, 존재하는 과량의 물이 가수분해를 유도한다. 반대로, 에스터화는 과량의 alcohol을 갖거나 그것이 형성될 때 생성되는 물을 제거함으로써 촉진된다. 일반적으로 첨가된 benzene으로부터 공비 혼합물(azeotropic mixture)의 증류에 의해 반응계로부터 물을 제거할 수 있다. 과량의 alcohol로부터 에스터화를 촉진시키는 방법은 Emil Fischer가 처음 시도한 후로 피셔의 에스터화라고 불린다. alcohol이 싸고, 많은 양에도 너무 큰 비용이 들지 않을 때 이 반응이 이용된다.

화학 반응식

trans-cinnamic acid   +   EtOH $\xrightarrow{\text{conc. } H_2SO_4}$ ethyl cinnamate
MW = 176.21

실험시약

시약명	분자량	밀도	당량수	몰수(mmol)	사용량
trans-Cinnamic acid	148.16	1.25	1.0		500 mg
Ethanol	46.07	0.79	–		10 mL
Sulfuric acid	98.08	1.84	–		

실험과정

① 25 mL 둥근바닥 플라스크에 *trans*-cinnamic acid을 넣고 EtOH을 넣은 후 완전히 녹을 때까지 교반한다.

② 진한 H_2SO_4 3방울을 천천히 첨가한 뒤 환류 냉각장치를 연결시키고 70 °C로 가열하며 교반한다.
주의 진한 H_2SO_4은 부식성이 있으므로 보호장구를 착용하고 퓸후드 안에서 사용

③ 반응 종결 여부를 TLC를 이용하여 분석한다(*n*-hexane : ethyl acetate = 5 : 1, UV).

④ 분별 깔때기에 포화 $NaHCO_3$ 수용액(15 mL)을 천천히 넣어준 후 반응물을 CH_2Cl_2(30 mL)로 희석하여 옮긴다.

⑤ pH 종이로 수용액 층이 염기성임을 확인한 후 유기층을 분리하고 무수 Na_2SO_4으로 건조한 후 감압여과한 뒤 용매를 감압증류장치를 사용하여 농축한다.

⑥ 얻어진 혼합물을 칼럼 크로마토그래피(*n*-hexane : ethyl acetate = 6 : 1)를 사용하여 정제한다.

⑦ 최종 생성물의 ^{1}H NMR 스펙트럼을 분석하여 구조를 확인하고 수득률을 계산한다.

연습문제

① 반응 종결 후 포화 $NaHCO_3$ 수용액을 천천히 넣어주는 이유를 설명하시오.

② 염기 조건에서의 에스터화 반응에 대하여 조사하시오.

③ DCC (dicyclohexylcarbodiimide)를 사용하여 alcohol과 carboxylic acid로부터 ester를 합성할 수 있다. 이 과정의 반응기전은 무엇인가?

실험보고서

학과		학번		성명	
실험일자	년		월		일

1. 실험목적 및 과정

2. 결과 및 고찰

3. 참고문헌

3,6-Oxo-1,2,3,6-tetrahydrophthalic anhydride의 합성

배경지식

Diels−Alder 반응은 대표적인 고리화 첨가반응으로서 다이엔(diene)과 친다이엔체(dienophile)가 반응하여 다양한 치환기를 가진 cyclohexene을 합성하는 반응이다.

일반적인 Diels−Alder 반응에서는 다이엔의 HOMO와 친다이엔체의 LUMO가 반응하므로 diene의 치환체 Y는 HOMO의 에너지 준위를 높여주는 전자 주는 기(electron donating group)가 유리하며, dienophile의 치환체 X는 LUMO의 에너지 준위를 낮춰주는 전자 끄는 기(electron withdrawing group)가 유리하다. 또한 Alder 규칙(또는 endo 규칙)에 따르면 친다이엔체의 치환체 X가 다이엔의 π-분자 궤도함수와의 이차적인 상호작용이 가능한 endo 전이상태(TS, transition state)가 그렇지 못한 exo 전이상태보다 낮은 에너지 준위를 가지므로 endo 생성물이 일반적으로 우세하게 형성된다.

화학 반응식

furan   +   maleic anhydride   →   3,6-oxo-1,2,3,6-tetra
hydrophthalic anhydride
MW = 166.13

실험시약

시약명	분자량	밀도	당량수	몰수(mmol)	사용량
Furan	68.07	0.936	2.7		
Maleic anhydride	98.06	–	1.0		2 g

실험과정

① 25 mL 둥근바닥 플라스크에 furan과 maleic anhydride를 넣고 상온에서 2시간 동안 교반한다.

② 생성된 흰 고체를 감압여과장치를 사용하여 여과한 후 n-hexane을 사용하여 세척한 후 공기 중에서 건조한다.

③ 얻어진 고체를 최소량의 CH_2Cl_2을 사용하여 녹인 후 불투명한 용액이 될 때까지 n-hexane을 넣어 재결정된 고체를 감압여과한 후 건조한다.

④ 최종 생성물의 ^{1}H NMR 스펙트럼을 분석하여 구조를 확인하고 수득률을 계산한다.

연습문제

① Furan과 maleic anhydride의 Diels-Alder 반응에 의해 생성되는 두 가지 이성질체의 구조를 그리시오. 이 중에서 주생성물을 고르시오.

② 다음의 다이엔을 Diels-Alder 반응에 있어서 반응성이 큰 순으로 나열하고 그 이유를 설명하시오.

- cyclopentadiene
- 1,2,3,4-tetramethylbutadiene
- hexachlorocyclopentadiene
- butadiene

실험보고서

학과		학번		성명	
실험일자	년		월		일

1. 실험목적 및 과정

2. 결과 및 고찰

3. 참고문헌

Chapter 5

소듐 보로하이드라이드 환원반응

Sodium Borohydride Reduction

Benzhydrol의 합성

배경지식

$NaBH_4$를 이용한 aldehyde나 ketone의 환원은 borohydride 이온으로부터 carbonyl carbon으로의 hydride 이온의 이동을 통해 일어나는데, 전자의 이동은 아래와 같다.

Borohydride 이온은 분자 내에 반응성이 강한 4개의 수소 원자가 존재하기 때문에 1당량의 borohydride 이온은 이론적으로 4당량의 aldehyde나 ketone 분자를 효과적으로 환원시킬 수 있다. 그 기전은 다음과 같다.

상대적인 반응성에 있어서 첫 번째 단계가 속도조절단계이기 때문에(즉, 반응속도가 가장 느림), 연속되는 다음 반응은 첫 번째 반응보다 더 빨리 일어난다. 약산성이 될 때까지 산으로 반응물을 희석시키면 alkoxyborane이 분해되어, 유기생성물과 붕산이 생성되며, 유기생성물은 추출조작을 거쳐 쉽게 얻을 수 있다.

$$NaB(OR)_4 \xrightarrow[\text{H}_2\text{O}]{\text{H}^+} 4ROH + B(OH)_3$$

화학 반응식

benzophenone

benzhydrol
MW = 184.23

실험시약

시약명	분자량	밀도	당량수	몰수(mmol)	사용량
Benzophenone	182.22	–	1.0		5.5 g
Ethanol	46.07	0.79	–		50 mL
Sodium borohydride	37.83	–	1.0		

실험과정

① 100 mL의 둥근바닥 플라스크에 benzophenone을 넣고 EtOH로 용해시킨 후 얼음물 욕조를 사용하여 용액을 냉각시킨다.

② 반응 시약 $NaBH_4$를 주의해서 다루어 넣는다. (이때 용액의 온도가 40 ℃ 이하로 유지되도록 가능한 천천히 첨가한다.)

   주의 $NaBH_4$는 부식성이 있으므로 피부 접촉을 가급적 피한다.

③ $NaBH_4$의 첨가가 완결된 후에 환류 냉각기를 연결시키고 가열하여 30분간 환류 교반한 뒤 실온으로 냉각한다.

④ 충분한 양의 6 N HCl 수용액을 넣어 용액을 산성으로 만든 뒤 플라스크 안의 내용물을 분별 깔때기로 옮긴 후 30 mL의 Et_2O로 두 번 반복해서 추출한다.

⑤ 위 유기층을 모두 합한 뒤 무수 Na_2SO_4(또는 $MgSO_4$)으로 건조한 후 감압여과한 뒤 용매를 감압 증류장치를 사용하여 농축한다.

⑥ 얻어진 고체를 n-hexane을 사용하여 재결정한다.

⑦ 최종 생성물의 ^1H NMR 스펙트럼을 분석하여 구조를 확인하고 수득률을 계산한다.

연습문제

① $NaBH_4$를 사용한 환원반응에서 알코올류 용매를 사용하는 이유를 설명하시오.

② 반응 시약 $NaBH_4$를 주의해서 다루어야 하는 이유를 설명하시오.

③ $NaBH_4$와 $LiAlH_4$의 반응성을 비교 설명하시오.

실험보고서

학과		학번		성명	
실험일자	년		월		일

1. 실험목적 및 과정

2. 결과 및 고찰

3. 참고문헌

Chapter 6

Ethyl 3,4-methylenedioxycinnamate의 합성

배경지식

1. Wittig reaction

Wittig 반응은 aldehyde 또는 ketone이 phosphonium ylide와 반응하여 탄소-탄소 이중결합을 생성하는 반응으로서 alkene 합성에서 매우 중요하고 생성물에 있어 이중결합을 원하는 위치에 도입할 수 있는 점이 매우 큰 장점이다. 실질적인 반응과정은 triphenylphosphine에 의해 alkyl halide부터 phosphonium 염(I)으로의 전환, 강염기에 의한 ylide(II)를 생성 및 이의 carbonyl 화합물에의 첨가반응을 포함한다. 보통 높은 수율로 알켄이 생성되고 생성물의 입체화합(*cis, trans: E, Z*)은 어느 정도 반응조건에 따라 조절될 수 있다.

$$Ph_3P \ + \ R_3R_4CHX \longrightarrow [Ph_3PCHR_3R_4]\overset{\ominus}{X} \xrightarrow[C_4H_9Li]{NaH} Ph_3\overset{\oplus}{P}-\overset{\ominus}{C}HR_3R_4$$

$$\text{(I)}$$

$$\updownarrow$$

$$Ph_3P{=}CHR_3R_4$$

$$\text{(II)}$$

$$Ph_3P{=}CHR_3R_4 \ + \ R_1R_2C{=}O \longrightarrow \text{Alkene} \ + \ Ph_3P{=}O$$

2. Horner-Wadsworth-Emmons reaction

Ylide의 carbanion이 매우 안정한 alkyl halide, 즉 benzyl halide 또는 α-halocarbonyl화합물이 사용될 경우 Emmons 변법반응이라 알려져 있는 반응과정을 거친다. Triethylphosphite(III)가 Arbuzov 반응과 같이 alkyl halide와 반응하여 phosphonate ester(IV)를 얻는다. 이의 음이온을 발생시킨 후 carbonyl 화합물에의 첨가반응을 행하여 최종 생성물을 얻는다. 반응기전은 다음과 같다.

$$(EtO)_3P \ + \ RCH_2Cl \longrightarrow (OEt)_3\overset{\oplus}{P}-CH_2R \overset{\ominus}{Cl} \longrightarrow EtCl \ + \ (EtO)_2\overset{O}{\overset{\|}{P}}-CH_2R$$

$$\overset{EtO^{\ominus}}{\longrightarrow} (EtO)_2\overset{O}{\overset{\|}{P}}-\overset{\ominus}{C}HR \longrightarrow (EtO)_2\overset{\overset{\ominus}{O}}{\overset{\|}{P}}-CHR \longrightarrow (EtO)_2\overset{O}{\overset{\|}{P}}-O^{\ominus} \ + \ RHC{=}CHR'$$

화학 반응식

piperonal

ethyl 3,4-methylenedioxy
cinnamate
MW = 220.22

실험시약

시약명	분자량	밀도	당량수	몰수(mmol)	사용량
Piperonal	150.13	1.055	1.0		100 mg
(Carbethoxymethylene) triphenylphosphorane	348.38	–	1.2		
Dichloromethane	–	–	–		5 mL

실험과정

① 100 mL의 둥근바닥 플라스크에 piperonal을 넣고 감압 하에서 건조한 후 질소로 치환한다.

② 반응 용매인 CH_2Cl_2을 넣어서 용해시킨 후에 0 °C로 냉각시킨다.

③ 반응 시약 (carbethoxymethylene) triphenylphosphorane을 넣는다.

④ 10분 후에 실온으로 올린 후에 기질이 사라질 때까지 교반한다.

⑤ 반응 종결 여부를 TLC를 이용하여 분석한다(n-hexane : ethyl acetate = 10 : 1, UV).

⑥ 플라스크 내 magnetic bar를 제거하고 감압증류하여 용매를 제거한다.

⑦ 잔사에 n-hexane을 넣고 서서히 흔들어 준 다음 여과한다.

⑧ 얻어진 혼합물을 칼럼 크로마토그래피(n-hexane : ethyl acetate = 10 : 1)를 사용하여 정제한다.

⑨ 최종 생성물의 ^{1}H NMR 스펙트럼을 분석하여 구조를 확인하고 수득률을 계산한다.

연습문제

① Wittig 반응의 E/Z 선택성에 대하여 설명하시오.

② 반응 종결 후 n-hexane을 넣는 이유를 설명하시오.

③ Wittig 유사 반응에 대해서 조사하시오.

실험보고서

학과		학번		성명	
실험일자	년		월		일

1. 실험목적 및 과정

2. 결과 및 고찰

3. 참고문헌

1-Benzyl-4-(phenoxymethyl)-1H-1,2,3-triazole의 합성

배경지식

클릭 반응은 자동차 좌석 벨트를 양쪽에서 잠그듯이 서로 다른 두 화합물을 연결하는 효율적인 방법으로 원하는 화합물을 얻을 수 있는 화학반응들을 지칭한다. 클릭 반응은 일반적으로 모듈화되어 있고, 반응 조건이 산소와 물에 민감하지 않아 조작이 간편하며 수율이 높다는 특징을 갖는다.

이번 실험에서는 가장 대표적인 클릭 반응인 구리(I)-촉매 아자이드-알카인 1,3-이치환 고리화 첨가(copper(I)-catalyzed alkyne-azide cycloaddition, CuAAC) 반응을 수행한다. 본 클릭 반응에서는 Cu(I) 촉매 하에 유기 아자이드와 알카인 화합물 간 [2+3]-고리화 첨가반응을 통해 1,4-치환 triazole 화합물이 합성된다. Cu(I) 촉매를 매개하지 않는 아자이드와 알카인 간의 [2+3]-고리화 첨가반응은 100 °C 이상 고온에서 수행되며 1,4-치환 triazole 화합물과 1,5-triazole 화합물이 선택성 없이 생성된다. 하지만 Cu(I) 촉매를 이용한 클릭 반응은 일반적으로 상온의 온화한 조건에서 매우 선택적으로 1,4-치환 triazole 화합물이 얻어진다는 장점이 있다.

Cu(I) 촉매로 CuCl, CuBr, CuI 등 Cu(I) 염을 사용하기도 하지만, Cu(II) 시약인 $CuSO_4$와 환원제인 sodium ascorbate를 동시에 사용하여 반응계에서 Cu(I)를 생성시키기도 한다. 이 반응을 통해 합성되는 1,4-치환 triazole은 2개의 탄소와 3개의 질소로 이루어진 헤테로 고리 5원환으로, 의약화학과 재료과학 등 다양한 분야의 연구에 활용되고 있다.

화학 반응식

phenyl propargyl
ether

benzyl azide

1-benzyl-4-(phenoxymethyl)
-1H-1,2,3-triazole
MW = 265.31

실험시약

시약명	분자량	밀도	당량수	몰수(mmol)	사용량
Phenyl propargyl ether	132.16	1.03	1.0		1.2 mL
Benzyl azide	133.15	1.07	1.0		
Copper (II) sulfate pentahydrate	249.69	–	0.05		
Sodium ascorbate	198.11	–	0.1		
t-BuOH	74.12	0.78	–		10 mL
H_2O	18.015	1.00	–		10 mL

실험과정

① 25 mL의 둥근바닥 플라스크에 phenyl propargyl ether과 benzyl azide를 넣고 t-BuOH/ H_2O(1 : 1)로 용해시킨다.

② $CuSO_4 \cdot 5H_2O$과 sodium ascorbate를 넣는다.

③ 시약의 첨가가 완결된 후에 60 °C로 가열하여 기질이 사라질 때까지 교반한다.

④ 얼음물 10 mL와 10% 암모니아수 2 mL를 넣어 반응을 종결하고 5분간 교반한다.

⑤ 위의 혼합물을 감압여과 후 건조하여 고체 침전물을 얻어낸다.

⑥ 최종 생성물의 ^1H NMR 스펙트럼을 분석하여 구조를 확인하고 수득률을 계산한다.

연습문제

① 의약화학적 측면에서 CuAAC 반응 생성물인 1,4-치환 triazole 화합물의 bioisostere에 대해서 서술하시오.

② 반응 종결 단계에서 암모니아수를 사용하는 이유를 서술하시오.

③ 다양한 [3+2] cycloaddition 반응에 대하여 조사하시오.

실험보고서

학과		학번		성명	
실험일자	년		월		일

1. 실험목적 및 과정

2. 결과 및 고찰

3. 참고문헌

Chapter 8

1-([1,1'-Biphenyl]-4-yl)ethan-1-one의 합성

배경지식

Pd 촉매 짝지음 반응은 탄소-탄소 간 혹은 탄소-헤테로원자 간 결합을 형성하는 유용한 반응으로, 짝지음 파트너의 종류에 따라 Suzuki, Stille, Sonogashira, Buchwald-Hartwig amination, Heck 반응 등으로 구분된다. 이 중 Suzuki 반응은 Pd 촉매를 이용한 유기 붕소 화합물과 할로젠화 아릴 화합물 간의 짝지음 반응으로 비대칭 아릴-아릴(biaryl) 화합물을 합성하는 반응이다. 방향족 화합물의 합성에 자주 이용되는 이 반응의 개발 성과로 Akira Suzuki는 2010년 노벨 화학상을 수상했다.

$$Ar^1-X \ + \ Y_2B-Ar^2 \ \xrightarrow{\text{cat. Pd}^{(0)}} \ Ar^1-Ar^2$$

Suzuki 반응의 메커니즘은 팔라듐 촉매의 관점에서 ① 산화적 첨가 반응, ② 금속 교환 반응, ③ 환원적 이탈 반응을 통한 biaryl 화합물 형성 및 팔라듐 촉매 재생으로 이해할 수 있다.

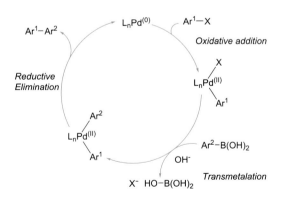

이 반응은 다양한 작용기로 치환된 기질에 적용 가능하며 기질인 유기 붕소 화합물이 물이나 공기에 안정하고, 부생성물의 독성이 낮고, 쉽게 제거할 수 있다는 장점이 있어서 실험실과 산업 현장에서 폭넓게 사용되고 있다.

화학 반응식

ethyl 4-bromophenylacetate   phenylboronic acid

ethyl 2-([1,1'-biphenyl]-4-yl)acetate
MW = 240.30

실험시약

시약명	분자량	밀도	당량수	몰수(mmol)	사용량
Ethyl 4-bromophenylacetate	243.10	–	1.0		291 mg
Phenylboronic acid	121.93	–	1.2		
Tetrakis(triphenylphosphine)palladium(0)	1155.59	–	0.01		
Sodium carbonate	105.99	–	2.4		
EtOH, toluene, H$_2$O					4/3/1 mL

실험과정

① 25 mL의 둥근바닥 플라스크에 ethyl 4-bromophenylacetate, Phenylboronic acid을 넣고 ethanol/toluene/H$_2$O (4:3:1, 8 mL)로 용해시킨다.

② Sodium carbonate와 tetrakis(triphenylphosphine)palladium(0)를 넣는다.

③ 시약의 첨가가 완결된 후에 환류 냉각기를 연결시키고 70 °C로 가열하여 환류 교반하며 반응 종결 여부를 TLC를 이용하여 확인한다(n-hexane : acetone = 3 : 1).

④ 플라스크를 실온으로 냉각하고 안의 내용물을 분별 깔때기로 옮긴 후 물 15 mL를 넣고 20 mL의 diethyl ether로 세 번 반복해서 추출한다.

⑤ 위 유기층을 모두 합한 뒤 무수 Na$_2$SO$_4$ (또는 MgSO$_4$)으로 건조한 후 감압여과한 뒤 용매를 감압증류장치를 사용하여 농축한다.

⑥ 얻어진 혼합물을 칼럼 크로마토그래피(column chromatography, eluent: n-hexane/ethyl acetate, 10/1, v/v)를 사용하여 정제한다.

⑦ 최종 생성물의 ^{1}H NMR 스펙트럼을 분석하여 구조를 확인하고 수득률을 계산한다.

연습문제

① 대표적인 Pd 촉매 짝지음 반응인 Suzuki, Stille, Sonogashira, Buchwald-Hartwig amination, Heck 반응의 기질을 조사하여 비교하시오.

② Grignard 반응과 달리 Suzuki 반응은 물에서 수행할 수 있는 이유에 대해 서술하시오.

실험보고서

학과		학번		성명	
실험일자	년		월		일

1. 실험목적 및 과정

2. 결과 및 고찰

3. 참고문헌

Chapter 9

고체상 펩타이드 합성
Solid-phase Peptide Synthesis

Tripeptide(Gly-Ala-Val)의 합성

배경지식

일반적인 유기화학 반응은 용액(액체)상에서 출발물질과 시약이 모두 용해된 채로 진행된다. 반응이 종결된 후 용액에 남아 있는 출발물질, 시약, 부반응물로부터 크로마토그래피나 재결정을 통해 목적하는 생성물을 분리하는 과정을 거쳐 실험이 종결된다. 그러나 일반적인 분리/정제 과정은 시간과 노동력을 많이 필요로 한다.

이를 개선하기 위해 개발된 방법이 고체상 펩타이드 합성법(solid-phase peptide synthesis, SPPS)이다. 출발물질을 고체 resin에 고정하여 화학반응을 진행하고, 반응 종결 후 고정되어 있지 않은 시약, 부반응물은 간단한 세척과 여과 방법을 통해 제거가 가능하므로 빠르게 원하는 화합물을 합성할 수 있다.

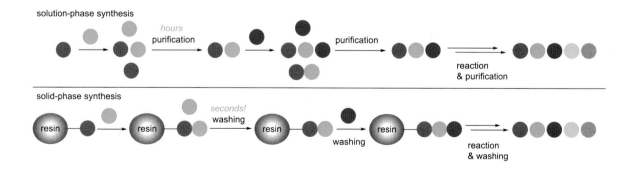

펩타이드는 2~70개의 아미노산이 아마이드 결합으로 연결된 중합체로 여러 가지 생물학적 활성을 나타내며 의약품 개발에서 많은 관심을 받고 있다. 아마이드 결합 형성 반응은 고체상 조건에서도 매우 잘 일어나고 탈보호 반응-아마이드 결합 형성 반응의 반복을 통해 수많은 다양한 펩타이드 화합물을 만들어낼 수 있으므로 고체상 합성법 연구가 가장 많이 이루어져 왔으며, 합성 공정의 자동화가 가능하다.

화학 반응식

실험시약

시약명	분자량	밀도	당량수	몰수(mmol)	사용량
H-Gly-2CTC resin	avg. 0.7 mmol/g	–	1.0		100 mg
Fmoc-Ala-OH	311.33	–	4.0		
Fmoc-Val-OH	339.39	–	4.0		
20% piperidine in DMF	–	–	–		
HBTU	379.24	–	4.0		
DIPEA	129.25	0.742 g/mL	8.0		
TFA/TIS/H$_2$O (95/2.5/2.5)	–	–	–		

실험과정

① 10 mL의 고체상 합성 플라스크에 H-Gly-2CTC resin을 넣고 3 mL의 CH$_2$Cl$_2$를 가하여 resin을 20분 동안 swelling 시킨다.

② Swelling이 끝난 용매를 감압여과로 제거하고, 남은 resin을 CH$_2$Cl$_2$로 3회, DMF로 3회 세척한다.

③ 바이알에 Fmoc-Ala-OH, HBTU, DIPEA를 넣은 후 DMF(3 mL)에 녹인다. 고체 시약이 완전히 녹은 후 해당 용액을 resin에 가하고 shaker를 이용하여 30분 동안 천천히 흔든다.

④ 용액을 감압여과로 제거하고, 남은 resin을 CH$_2$Cl$_2$로 3회, DMF로 3회 세척한다. 반응의 완결을 chloranil test※로 확인한다.

⑤ Resin에 20% piperidine in DMF 용액을 가하고 shaker를 이용하여 10분 동안 천천히 흔들어 Fmoc 보호기를 제거한다.

⑥ 용액을 감압여과로 제거하고, 남은 resin을 CH$_2$Cl$_2$로 3회, DMF로 3회 세척한다.

⑦ 바이알에 Fmoc-Val-OH, HATU, DIPEA를 넣은 후 DMF(3 mL)에 녹인다. 고체 시약이 완전히 녹은 후 해당 용액을 resin에 가하고 shaker를 이용하여 30분 동안 천천히 흔든다.

⑧ 용액을 감압여과로 제거하고, 남은 resin을 CH$_2$Cl$_2$로 3회, DMF로 3회 세척한다. 반응의 완결을

chloranil test로 확인한다.

⑨ Resin에 20% piperidine in DMF 용액을 가하고 shaker를 이용하여 10분 동안 천천히 흔들어 Fmoc 보호기를 제거한다.

⑩ 용액을 감압여과로 제거하고, 남은 resin을 CH_2Cl_2로 5회 세척한다.

⑪ Resin에 95% TFA 용액을 가하고 shaker를 이용하여 10분 동안 천천히 흔들어 펩타이드를 resin 으로부터 방출시킨다.

⑫ 둥근바닥 플라스크를 설치하고 감압여과를 통해 여액을 수득한다. 감압증류장치를 이용해 농축 하여 LC/MS 장비를 이용해 순도를 확인한다.

⑬ 최종 생성물의 ^{1}H NMR 스펙트럼을 분석하여 구조를 확인하고 수득률을 계산한다.

※ Chloranil test

① 2 w/v% chloranil in DMF 용액과 2 v/v% acetaldehyde in DMF 용액을 준비한다.

② Eppendorf tube에 준비해 둔 chloranil 용액 100 μL, acetaldehyde 용액 100 μL를 각각 넣는다.

③ 파스퇴르 피펫 끝에 반응이 끝난 resin을 살짝 묻혀 위의 용액에 넣고 5분간 방치한 후 색의 변화 를 확인한다.

연습문제

① 고체상 펩타이드 합성 반응에 사용되는 coupling reagent의 반응 메커니즘을 서술하시오.

② 고체상 펩타이드 합성에서 반응의 종결을 확인하기 위한 테스트법에 대하여 알아보고 그 원리에 대하여 서술하시오.

MEMO

실험보고서

학과		학번		성명	
실험일자	년		월		일

1. 실험목적 및 과정

2. 결과 및 고찰

3. 참고문헌

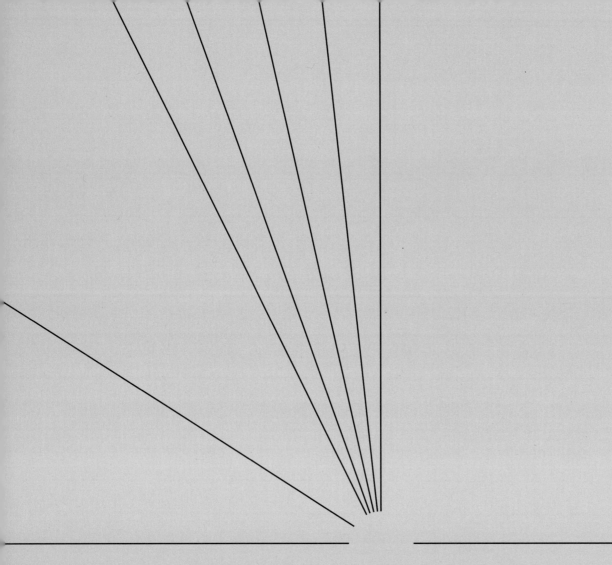

Part 4

의약품합성

Chapter 1

Ambroxol의 합성

화학명: $(1R,4R)$-4-((2-Amino-3,5-dibromobenzyl) amino) cyclohexan-1-ol

제품명: Mucopect®(Boehringer Ingelheim), 로이솔 정/주(신풍), 다이투스 정(구주)

배경지식

Ambroxol은 점액의 분비를 촉진시켜 가래를 묽게 하는 진해거담제로써 작용한다. 기관지에서 점액 분비가 원활하지 않아서 생기는 호흡기질환 치료에 사용되며, 종종 기침감기 시럽의 활성 성분으로 포함되어 있다. 1979년부터 현재까지 의료용으로 사용되고 있으며, 염산염은 결정성 고체(mp 233~234.5 ℃)로 물에 잘 녹아 시럽이나 주사제로도 사용된다.

합성법

2-Amino-3,5-dibromobenzaldehyde과 *trans*-4-hydroxycyclohexylamine HCl을 반응하여 생성되는 benzylidene 화합물의 imine기를 $NaBH_4$로 환원하여 ambroxol를 합성한다.

주요 반응: 환원적 아민화 반응(Reductive Amination)

화학 반응식

2-amino-3,5-dibromo
benzaldehyde

AcOH, EtOH
reflux, 1h

NaBH₄

ambroxol
MW = 378.11

실험시약

시약명	분자량	밀도	당량수	몰수(mmol)	사용량
2-Amino-3,5-dibromobenzaldehyde	278.93	–	1		50 mg
trans-4-Aminocyclohexanol HCl	151.63	–	3		
Sodium borohydride	37.83	–	3		
Acetic acid	60.05	1.049	촉매량	–	1 drop
4Å Molecular sieve	–	–	–	–	300 mg
Anhydrous ethanol	46.07	0.789	–		5 mL

실험과정

① 25 mL 2-neck 둥근바닥 플라스크에 2-amino-3,5-dibromobenzaldyhde, trans-4-aminohexanol HCl, 4Å molecular sieve를 넣고 환류 냉각장치를 연결한다.

② 반응 용기 내부를 아르곤으로 치환한 후 반응 혼합물을 무수 EtOH에 녹인다.

③ Acetic acid를 한 방울 가해준 후 가열 교반기를 이용하여 1시간 동안 환류 교반시키면서 TLC로 반응 진행 상황을 확인한다(n-hexane : ethyl acetate = 1 : 1, UV/KMnO₄).

④ 출발물질이 모두 소모되면 반응액을 실온으로 냉각시키고, sodium borohydride를 넣어준 후 30분간 실온에서 교반한다.

⑤ TLC를 이용하여 반응 완결을 확인한 후 molecular sieve를 여과하여 제거하고 여과액을 감압증류장치를 이용하여 농축한다.

⑥ 물로 희석해준 후 dichloromethane으로 추출하고, 얻어진 유기 용액을 0.1 M HCl로 다시 추출한다.

⑦ 얻어진 수용액에 NaHCO₃를 가하여 pH 7로 중화한 후 다시 한번 dichloromethane으로 추출한다.

⑧ 얻어진 유기층을 무수 MgSO₄로 탈수한 후 여과하고, 여과액을 농축하여 ambroxol을 얻는다.

⑨ 최종 생성물의 ¹H NMR 스펙트럼을 분석하여 구조를 확인하고 수득률을 계산한다.

연습문제

① 위 반응에서 무수 상태를 유지하기 위한 조작들을 설명하고, 무수 조건이 필요한 이유를 설명하시오.

② 반응에 사용된 sodium borohydride를 대체할 수 있는 시약에 대해서 조사하시오.

③ 각 추출 과정에서 제거될 수 있는 반응 후 부산물에 대해 예측해 보시오.

④ 아민의 알킬화 반응 대신에 환원적 아민화 반응을 사용한 이유를 기술하시오.

실험보고서

학과		학번		성명	
실험일자	년		월		일

1. 실험목적 및 과정

2. 결과 및 고찰

3. 참고문헌

화학명: 1-(Bis(4-fluorophenyl)methyl)-4-cinnamylpiperazine

제품명: Sibelium® (Janssen Pharmaceuticals), 싸리움 캡슐(한국휴텍스), 헤다크 캡슐(경동)

배경지식

Janssen Pharmaceutica가 1968년에 개발한 칼슘채널차단제로 히스타민 H_1 수용체의 차단제이다. 중증 난치성 편두통 또는 전정계의 기능성장애에 의한 어지러움 치료에 사용되며, 세포막을 통해 일어나는 칼슘의 과도한 유입을 감소시켜 세포 내 칼슘 과부하를 막을 수 있는 선택적 칼슘채널차단제이다. 현재까지 의료용으로 사용되고 있으며, 염산염은 결정성 고체(mp 251.5 °C)로 물에 잘 녹는다.

합성법

Cinnamyl bromide와 potassium iodide를 이용하는 Finkelstein 반응 형태로 1-[bis(4-fluorophenyl)methyl]piperazine의 질소 위치에 알킬화 반응을 하여 flunarizine을 합성한다.

주요 반응: Finkelstein 형태의 알킬화 반응

화학 반응식

1-[bis(4-fluorophenyl)methyl]piperazine

flunarizine
MW = 404.51

실험시약

시약명	분자량	밀도	당량수	몰수(mmol)	사용량
1-[Bis(4-fluorophenyl)methyl] piperazine	288.34	–	1		100 mg
Cinnamyl bromide	197.08	1.332	1		
Potassium carbonate	138.21	–	5		
Potassium iodide	166.00	–	0.1		
Water/Tetrahydrofuran (THF)	18.02/72.11	1/0.889	–	–	4 mL/4 mL

실험과정

① 25 mL 둥근바닥 플라스크에 magnetic bar, 1-[bis(4-fluorophenyl)methyl] piperazine, K_2CO_3, KI를 칭량해 넣고 물에 녹인 후 THF에 녹인 cinnamyl bromide를 천천히 가해준다.

② 반응 용액을 실온에서 1시간 동안 교반하면서, TLC로 반응 진행 상황을 확인한다(n-hexane : ethyl acetate = 3 : 1, UV/$KMnO_4$/Ninhydrin).

③ 반응 완결을 확인한 후 ethyl acetate와 물을 가해서 반응 용액을 희석시킨다.

④ Ethyl acetate로 2번 추출하여 얻어진 유기층을 무수 $MgSO_4$로 탈수한 후 여과한다.

⑤ 여과액을 감압 농축하고 column chromatography(n-hexane : ethyl acetate = 5 : 1)로 정제하여 flunarizine을 얻는다. 최종 생성물의 ^{1}H NMR 스펙트럼을 분석하여 구조를 확인하고 수득률을 계산한다.

연습문제

① 위 반응에서 potassium iodide의 역할을 설명하고 촉매량만 필요한 이유에 대해서 기술하시오.

② 환원적 아민화 반응을 통해서 cinnamyl기를 도입하려 할 때 예상되는 부반응을 예상하시오.

③ 추출 과정에서 층분리가 잘 되지 않을 때 시도할 수 있는 실험 조작을 제안해보시오.

④ 위 실험에 기반하여 출발물질인 1-[bis(4-fluorophenyl)methyl] piperazine을 합성할 수 있는 방법을 제안해보시오.

실험보고서

학과		학번		성명	
실험일자	년		월		일

1. 실험목적 및 과정

2. 결과 및 고찰

3. 참고문헌

Chapter 3

Nifedipine의 합성

화학명: Dimethyl 2,6-dimethyl-4-(2-nitrophenyl)-1,4-dihydropyridine-3,5-dicarboxylate

제품명: Adalat®(Bayer), Procardia®(Pfizer), 니페딕스 지속정(광동)

배경지식

독일의 Bayer 제약회사에서 1970년대에 개발한 칼슘채널차단제로 고혈압 환자의 혈압강하를 목적으로 주로 사용된다. 칼슘이온이 세포 내로 유입되는 것을 저해하여, 혈관 평활근이 이완되고 관상동맥 혈관 확장을 일으킨다. 혈관 확장 효과로 심장의 부담을 줄여주어 협심증에도 사용된다. 현재까지 관상동맥 심질환과 고혈압에 사용되고 있으며, 황색 결정(mp 172~174 °C)으로 물에 거의 녹지 않는다.

합성법

2-Nitrobenzaldehyde와 methyl acetoacetate를 암모니아수와 함께 가열하여 Aldol condensation과 Michael addition 반응을 통해 nifedipine을 합성한다.

주요 반응: Hantzsch dihydropyridine 합성법

화학 반응식

2-nitrobenzaldehyde + methyl acetoacetate → nifedipine
MW = 346.34

실험시약

시약명	분자량	밀도	당량수	몰수(mmol)	사용량
2-Nitrobenzaldehyde	151.12	–	1		200 mg
Methyl acetoacetate	116.12	1.078	4		
25% Ammonium hydroxide	35.05	0.9	2		
Methanol	32.04	0.791	–	–	5 mL

실험과정

① 25 mL 2-neck 둥근바닥 플라스크에 magnetic bar, 2-nitrobenzaldehyde를 넣고 환류 냉각장치를 연결한 후에 MeOH로 녹여준다.

② 반응 용액에 methyl acetoacetate와 25% NH₄OH를 가해준다.

③ 가열 교반기를 이용하여 밤새 환류 교반시키면서 TLC로 반응 진행 상황을 확인한다(n-hexane : ethyl acetate = 2 : 1, UV/PMA).

④ 반응이 종결되면 반응 용액을 실온으로 냉각시키고 얼음물을 가해 고체를 석출시킨다.

⑤ 생성된 고체를 감압 여과하고, 여과된 고체를 n-hexane으로 씻어준다.

⑥ 여과된 고체를 감압 건조하여 nifedipine을 얻는다.

⑦ 최종 생성물의 ¹H NMR 스펙트럼을 분석하여 구조를 확인하고 수득률을 계산한다.

연습문제

① Hantzsch dihydropyridine 합성법을 기반으로 위 실험에서 nifedipine이 합성되는 메커니즘을 그리시오.

② 위 실험을 대신해 dihydropyridine 구조를 합성하는 2단계 실험 방법을 설계하시오.

③ 반응 후 처리과정에서 생성된 고체를 n-hexane으로 씻어주는 이유를 설명하시오.

실험보고서

학과		학번		성명	
실험일자	년		월		일

1. 실험목적 및 과정

2. 결과 및 고찰

3. 참고문헌

Chapter 4

Celecoxib의 합성

화학명: 4-(5-(p-Tolyl)-3-(trifluoromethyl)-1H-pyrazol-1-yl)benzenesulfonamide

제품명: Celebrex®(Pfizer)

배경지식

Pfizer사의 celecoxib는 기존의 NSAID에 비하여 cyclooxygenase-1(COX-1) 효소를 저해하지 않는 COX-2의 선택적 저해제로서 부작용이 적은 것으로 알려져 있다. 류마티스성 관절염 치료에 사용되고 있으면 심혈관계 부작용이 나타날 수 있어 심혈관 질환 환자에게의 투약은 신중해야 한다. 미황색 고체(mp 157~158 °C)로 물에 녹기 어렵다.

합성법

4-Methylacetophenone에 염기로 NaOMe로 처리하여 생성되는 탄소 음이온을 ethyl trifluoroacetate와 Claisen condensation 반응하여 1,3-diketone A를 합성한다. 이후 (4-sulfamoylphenyl)hydrazine과 축합하여 pyrazole을 만들고 celecoxib를 합성한다.

1st Step: Claisen condensation 반응을 이용한 1,3-diketone 화합물의 합성
2nd Step: 1,3-Diketone과 hydrazine의 축합반응을 이용한 pyrazole 합성

1st Step Claisen condensation 반응을 이용한 1,3-diketone 화합물의 합성

화학 반응식

4-methylacetophenone

NaOMe, MeOH
reflux, overnight

1,3-diketone (**A**)
MW = 230.19

실험시약

시약명	분자량	밀도	당량수	몰수(mmol)	사용량
4-Methylacetophenone	134.18	1.005	1		1 mL
Ethyl trifluoroacetate	142.08	1.194	1.3		
Sodium methoxide	54.02	–	1.3		
Methanol	32.04	0.791	–	–	5mL

실험과정

① 25 mL 2-neck 둥근바닥 플라스크에 4-methylacetophenone과 magnetic bar를 넣고 MeOH에 녹인 후 NaOMe를 넣고 5분간 교반한다.

② 환류 냉각장치를 연결한 후 ethyl trifluoroacetate를 넣고 밤새 가열하며 환류 교반한다.

③ 반응 진행 상황을 TLC로 확인한다(*n*-hexane : ethyl acetate = 4 : 1, UV).

④ 반응 종료 후 실온으로 온도를 낮추고 감압농축기를 이용하여 용매를 제거한다.

⑤ 10% HCl을 사용하여 pH 7로 중화한 후 ethyl acetate로 4번 추출한다.

⑥ 얻어진 유기층을 무수 $MgSO_4$로 탈수한 후 여과하고, 여과액을 감압농축한다. 추가 정제 과정 없이 농축된 잔기를 2단계 반응에 사용한다.

연습문제

① 위 반응식에서 Claisen condensation 메커니즘을 설명하시오.

② Ethyl trifluoroacetate 대신에 ethyl acetate로 반응할 경우 생성물을 예측하시오.

③ Sodium methoxide를 대체할 수 있는 시약을 조사하고, 그 이유를 설명하시오.

화학 반응식

1,3-diketone **A**

celecoxib
MW = 381.37

실험시약

시약명	분자량	밀도	당량수	몰수(mmol)	사용량
4,4,4-Trifluoro-1-(p-tolyl) butane-1,3-dione (**A**)	230.18	–	1		40 mg
(4-Sulfamoylphenyl) hydrazine HCl	223.68	–	1		
Ethanol	46.07	0.789	–	–	4 mL

실험과정

① 25 mL 2-neck 둥근바닥 플라스크에 magnetic bar, 1,3–diketone **A**와 (4-sulfamoylphenyl) hydrazine HCl을 넣고 EtOH에 녹인다.

② 환류 냉각장치를 연결한 후 80 °C로 밤새 가열하며 환류 교반한다.

③ TLC로 반응 종결을 확인한 후(n–hexane : ethyl acetate = 3 : 1, UV), 실온으로 온도를 낮추고 감압농축기를 이용하여 용매를 제거한다.

④ 농축된 잔기를 ethyl acetate로 희석하고, 유기층은 물과 brine으로 세척한다.

⑤ 유기층을 무수 $MgSO_4$로 탈수한 후 여과하고, 여과액을 감압농축한다.

⑥ 얻어진 잔기를 column chromatography (n–hexane : ethyl acetate = 5 : 1)로 정제하여 celecoxib를 얻는다.

⑦ 최종 생성물의 ^{1}H NMR 스펙트럼을 분석하여 구조를 확인하고 수득률을 계산한다.

연습문제

① 출발물질에서 두 가지 ketone group의 반응성을 비교하여 hydrazine과 먼저 축합 반응이 진행되는 ketone을 예상하시오.

② Hydrazine과 1,3-diketone의 반응으로 pyrazole이 형성하는 반응 메커니즘을 그리시오.

③ 위 반응에서 반응 속도를 증가시킬 수 있는 방법을 제안하시오.

실험보고서

학과		학번		성명	
실험일자	년		월		일

1. 실험목적 및 과정

2. 결과 및 고찰

3. 참고문헌

실험보고서

학과		학번		성명	
실험일자	년		월		일

1. 실험목적 및 과정

실험보고서

2. 결과 및 고찰

3. 참고문헌

Chapter 5

Phenobarbital의 합성

화학명: 5-Ethyl-5-phenylpyrimidine-2,4,6(1*H*,3*H*,5*H*)-trione

제품명: Luminal®(Bayer), 페노바르비탈 정(하나)

배경지식

E. Fischer와 A. Dilthey에 의하여 합성(1903)되었으며 독일인 의사 A. Haupmann에 의하여 뇌전증(epilepsy) 환자에게 수면의 목적으로 투여되었다. 수면작용 외에 항경련 효과를 나타내는 것이 확인된 후 현재까지 항경련 목적으로 사용되고 있다. 흰색의 결정 내지 결정성 가루(mp 174~178 °C)로 물에 잘 녹는다.

합성법

Ethyl phenylacetate를 NaOEt 처리하여 생성되는 탄소 음이온을 diethyl carbonate와 Claisen 축합반응하여 diethyl phenylmalonate를 합성한다. 이후 상전이 반응을 통해 iodoethane과 알킬화 반응을 수행하여 diethyl 2-ethyl-2-phenylmalonate를 합성한다. 합성된 malonate와 urea를 축합반응하여 barbiturate 모핵을 가진 phenobarbital을 합성한다.

1st Step: 상전이 조건을 이용한 diethyl phenylmalonate의 α-alkylation

2nd Step: Malonate와 urea 간의 축합반응을 통한 barbiturate 합성

1st Step 상전이 조건을 이용한 diethyl phenylmalonate의 α-alkylation

화학 반응식

diethyl phenylmalonate

EtI, KOH
toluene / H_2O
r.t., overnight

diethyl 2-ethyl-2-phenyl
malonate
MW = 264.32

실험시약

시약명	분자량	밀도	당량수	몰수(mmol)	사용량
Diethyl phenylmalonate	236.26	1.095	1		0.22 mL
Tetrabutylammonium bromide	322.37	–	0.1		
Iodoethane	155.97	1.940	3		
Potassium hydroxide	56.11	–	3		
Toluene	92.14	0.865	–	–	3 mL
Water	18.02	1	–	–	0.17 mL

실험과정

① 25 mL 둥근바닥 플라스크에 magnetic bar를 넣고 고체 시약인 tetrabutylammonium bromide와 KOH를 칭량해 넣는다.

② 반응 용기에 toluene과 diethyl phenylmalonate, iodoethane을 가하여 녹이고, 마지막에 물을 가해준 후 상온에서 밤새 강하게 교반한다.

③ 반응 진행 상황을 TLC로 확인한다(n-hexane : ethyl acetate = 4 : 1, UV).

④ 출발물질이 모두 소모되면 1 M HCl을 6 mL 가하여 반응을 종결시키고, ethyl acetate로 3번 추출한다.

⑤ 얻어진 유기층을 무수 $MgSO_4$로 탈수한 후 여과하고, 여과액을 감압농축한다.

⑥ 얻어진 잔기를 column chromatography (n-hexane : ethyl acetate = 20 : 1)로 분리하여 원하는 생성물을 얻는다.

⑦ 중간 생성물의 ^1H NMR 스펙트럼을 분석하여 구조를 확인하고 수득률을 계산한다.

연습문제

① 상전이 과정의 원리와 촉매인 TBAB의 역할을 설명하시오.

② 반응 혼합물을 강하게 교반해야 하는 이유를 설명하시오.

③ 위 반응에서 2개의 상에서 반응이 진행되었을 때 이점을 설명하고, 단일 용매하에서 반응이 진행될 경우 발생하는 부반응을 예측하시오. 부반응을 피하기 위한 다른 방법을 제시하시오.

2nd Step Malonate와 urea 간의 축합반응을 통한 barbiturate 합성

화학 반응식

diethyl 2-ethyl-2-phenyl
malonate

phenobarbital
MW = 232.24

실험시약

시약명	분자량	밀도	당량수	몰수(mmol)	사용량
Diethyl 2-ethly-2-phenylmalonate	264.32	1.07	1		0.25 mg
Urea	60.06	–	10		
Sodium hydride(60% dispersion in mineral oil)	24.00	–	2.5		
N,N-Dimethlyformamide(DMF)	73.09	0.944	–	–	10 mL

실험과정

① 50 mL 둥근바닥 플라스크에 magnetic bar, urea와 NaH를 칭량해 넣고, 반응 용기 내부를 아르곤으로 치환한다.

② 얼음물 욕조 하에서 반응 혼합물을 DMF에 녹여준 후 30분간 교반한다.

③ Diethyl 2-ethly-2-phenylmalonate를 반응 용액에 천천히 가해준 후 실온에서 2시간 교반한다.

④ TLC로 반응 종결을 확인한 후(출발물질 *n*-hexane : ethyl acetate = 4 : 1, 생성물 *n*-hexane : ethyl acetate = 2 : 1, UV), 얼음물 욕조 하에서 1 M HCl를 가해서 pH 2~3까지 산성화한다.

⑤ Ethyl acetate로 추출한 후 과량의 물로 유기층을 씻어준다.

⑥ 유기층을 무수 MgSO₄로 탈수한 후 여과하고, 여과액을 감압농축한다.

⑦ 얻어진 잔기를 column chromatography(*n*-hexane : ethyl acetate = 2 : 1)로 정제하여 phenobarbital을 얻는다.

⑧ 최종 생성물의 ¹H NMR 스펙트럼을 분석하여 구조를 확인하고 수득률을 계산한다.

연습문제

① 위 반응에서 barbiturate가 생성되는 메커니즘을 그리시오.

② 반응 종료 후에 1 M HCl로 산성화하는 이유와 pH에 따라 생성물이 존재하는 형태를 예측하시오.

③ 추출 과정에서 과량의 물로 유기층을 씻어주는 이유를 설명하시오.

실험보고서

학과		학번		성명	
실험일자	년		월		일

1. 실험목적 및 과정

2. 결과 및 고찰

3. 참고문헌

실험보고서

학과		학번		성명	
실험일자	년		월		일

1. 실험목적 및 과정

2. 결과 및 고찰

3. 참고문헌

화학명: 5-(2-Ethoxy-5-((4-methylpiperazin-1-yl)sulfonyl)phenyl)-1-methyl-3-propyl-1,6-
      dihydro-7*H*-pyrazolo[4,3-d]pyrimidin-7-one

제품명: Viagra®(Pfizer)

배경지식

Pfizer사에서 판매하고 있는 전문의약품인 Viagra는 PDE5 억제제 약물로서 Viagra의 어원은 Vigar
라는 라틴어와 Niagara의 합성어이다. 이 약물은 원래 협심증 치료제로 임상실험을 진행하였으나 의
도치 않은 부작용을 관찰하면서 새로운 적응증을 찾아내었다. 이 약품은 현재 오남용 우려 의약품으
로 분류되어 있다. 2008년에는 19억 달러의 연매출을 기록하는 등 blockbuster 약물이 되었다. 현재
특허는 만료되어 제네릭 의약품이 출시되었다. 비슷한 작용을 하는 약물로는 Vardenafil, Tadalafil,
Udenafil 등이 있다. 유리 염기는 결정성 가루(mp 187~189 °C)이며 구연산 염은 흰색의 결정성 가루
로 물에 조금 녹는다.

합성법

2-Ethoxybenzoic acid에 ethyl chloroformate와 반응하여 중간체인 carbonic anhydride를 얻은 후 4-amino-1-methyl-3-propyl-1H-pyrazole-5-carboxamide를 첨가하여 benzamide **A**를 합성한다. tBuOK를 이용해 고리화 반응을 수행하여 pyrazolopyrimidinone **B**를 얻고 chlorosulfonic acid와 thionyl chloride를 이용해 chlorosulfonylation을 수행하여 sulfonyl chloride **C**를 얻는다. 마지막으로 N-methyl piperazine과 반응하여 sildenafil의 합성을 완결한다.

1st Step : Benzoic acid와 amine을 반응하여 benzamide를 합성
2nd Step : Benzamide를 고리화하여 pyrazolopyrimidinone 합성
3rd Step : Sulfonyl chloride 합성
4th Step : Sulfonyl chloride와 amine을 반응하여 sulfonamide 합성

화학 반응식

2-ethoxybenzoic acid

benzamide (A)
MW = 330.39

실험시약

시약명	분자량	밀도	당량수	몰수(mmol)	사용량
2-Ethoxybenzoic acid	166.18	1.105	1.15		
Ethyl chloroformate	108.52	1.14	1.15		
Triethylamine	101.19	0.726	2.5		
4-Amino-1-methyl-3-propyl-1H-pyrazole-5-carboxamide	182.23	–	1		500 mg
Dichloromethane (DCM)	84.93	1.325	–	–	10 mL

실험과정

① 50 mL 둥근바닥 플라스크에 magnetic bar를 넣고, 질소풍선을 연결한 3-way cock를 설치하여 반응 용기를 질소로 치환한다.

② 주사기를 이용하여 2-ethoxybenzoic acid와 무수 dichloromethane를 반응 용기에 넣어 녹여준 후 무수 triethylamine과 ethyl chloroformate를 주사기를 이용하여 차례로 가해준다.

③ 10분 후에 반응 종결을 TLC로 확인한다(n-hexane : ethyl acetate = 3 : 1, UV).

④ 반응 종결 확인 후 4-amino-1-methyl-3-propyl-1H-pyrazole-5-carboxamide을 반응 혼합물에 가해준다.

⑤ 반응 혼합물을 실온에서 교반하면서 반응의 진행 여부를 30분 간격으로 TLC를 이용하여 확인한다(n-hexane : ethyl acetate = 1 : 2, UV).

⑥ 반응 종결 확인 후 반응 용액에 물과 dichloromethane을 가해 희석해주고 분별 깔때기를 이용하여 dichloromethane으로 2번 추출한다.

⑦ 얻어진 유기층에 소량의 MeOH를 가해 투명한 용액으로 만든 후 무수 MgSO$_4$로 탈수한 후 여과한다.

⑧ 여과액을 감압증류장치를 사용하여 농축시키고, 얻어진 잔기를 *n*-hexane : ethyl acetate = 10 : 1 용액을 넣고 생성된 고체를 다시 여과한다.

⑨ 여과액을 감압증류장치를 사용하여 농축시키고 진공 상태에서 건조한다.

⑩ 중간 생성물의 ^{1}H NMR 스펙트럼을 분석하여 구조를 확인하고 수득률을 계산한다.

연습문제

① 위 반응에서 질소로 치환하는 이유는 무엇인지 설명하시오.

② Mixed anhydride 중간체에 넣는 4-amino-1-methyl-3-propyl-1*H*-pyrazole-5-carboxamide에는 2개의 NH_2가 존재한다. 반응성을 비교하시오.

③ Amide를 형성하는 다른 반응들을 조사하시오.

화학 반응식

benzamide (**A**) → pyrazolopyrimidinone (**B**)
MW = 312.37

t-BuOK
t-BuOH, reflux

실험시약

시약명	분자량	밀도	당량수	몰수(mmol)	사용량
4-(2-Ethoxybenzamido)-1-methyl-3-propyl-1*H*-pyrazole-5-carboxamide(**A**)	330.38	–	1		363 mg
Potassium *tert*-butoxide	112.21	–	1.1		
tert-Butanol	74.12	0.775	–	–	7 mL

실험과정

① 25 mL 둥근바닥 플라스크에 전 단계의 benzamide 화합물 **A**와 *t*BuOK를 넣는다.

② 환류 냉각장치를 장착한 후, 반응 용기를 질소로 치환한다. 무수 *t*BuOH을 주사기로 가해 녹이고 90 °C로 가열하며 환류 교반한다.

③ 반응의 진행 여부를 한 시간 간격으로 TLC로 확인한다(*n*-hexane : ethyl acetate = 1 : 2, UV/PMA).

④ 반응 종결을 확인한 후 반응 혼합물을 실온으로 식히고 감압증류장치를 사용하여 농축한다.

⑤ 농축된 잔기에 물을 넣고 얼음물 욕조를 사용하여 냉각시킨다. 혼합물을 교반하면서 진한 염산을 천천히 넣어 pH 1~2 정도로 산성화시킨다.

⑥ 생성된 고체를 감압여과하고 물로 씻어준 후 EtOH을 사용하여 재결정한다.

⑦ 중간 생성물의 ¹H NMR 스펙트럼을 분석하여 구조를 확인하고 수득률을 계산한다.

연습문제

① 위 반응의 메커니즘을 그려보시오.

② 진한 염산을 넣는 이유는 무엇인지 설명하시오.

3rd Step Sulfonyl chloride 합성

화학 반응식

pyrazolopyrimidinone (**B**)

sulfonyl chloride (**C**)
MW = 410.87

실험시약

시약명	분자량	밀도	당량수	몰수(mmol)	사용량
5-(2-Ethoxyphenyl)-1-methyl-3-propyl-1,6-dihydro-7H-pyrazolo[4,3-d] pyrimidin-7-one (**B**)	312.37	–	1		120 mg
Chlorosulfonic acid	116.52	1.75	34		
Thionyl chloride	118.96	1.64	1.5		

실험과정

① 25 mL 둥근바닥 플라스크에 이전 단계에서 합성한 화합물 **B**와 magnetic bar를 넣고 chlorosulfonic acid를 천천히 넣어준다.

　　주의 Chlorosulfonic acid는 부식성 증기를 발생하므로 보호장구를 착용하고 후드 안에서 사용한다.

② 주사기를 이용하여 thionyl chloride를 반응 혼합물에 천천히 넣어준다. 빈 풍선을 반응 용기에 연결하고 반응 혼합물을 실온에서 밤새 교반한다.

　　주의 Thionyl chloride는 부식성 증기를 발생하므로 보호장구를 착용하고 후드 안에서 사용한다.

③ 삼각 플라스크에 얼음과 물, magnetic bar를 넣어 얼음물을 준비한다.

④ 반응 혼합물을 피펫을 사용하여 준비된 얼음물에 천천히 넣어준다. 반응 용기에 남아 있는 반응물은 물로 희석, 세척하여 얼음물에 천천히 넣어준다.

⑤ 얼음물을 약 5~10분간 격렬하게 교반한 후 생성된 침전물을 감압여과하고 생성된 고체를 물로 여러 번 씻어준다.

⑥ 걸러진 고체를 소량 취하고 dichloromethane으로 희석하여 TLC로 확인한다(n-hexane : ethyl acetate = 1 : 1, UV).

⑦ 얻어진 고체를 진공 상태에서 건조시킨 후 무게를 측정한다.

⑧ 중간 생성물의 ^{1}H NMR 스펙트럼을 분석하여 구조를 확인하고 수득률을 계산한다.

연습문제

① 위 반응에서 반응 혼합물에 얼음물을 넣지 않고 반응 혼합물을 얼음에 천천히 넣어주는 이유는 무엇인가?

② 반응 종료 후 반응 혼합물을 물에 가하였을 때 발생하는 부산물은 무엇인가?

③ 위 반응의 메카니즘을 제안하고, thionyl chloride의 역할을 설명하시오.

4th Step Sulfonyl chloride와 amine을 반응하여 sulfonamide 합성

화학 반응식

sulfonyl chloride (**C**)　　　　　　　　　　　　　　　　　　sildenafil
MW = 474.58

실험시약

시약명	분자량	밀도	당량수	몰수(mmol)	사용량
4-Ethoxy-3-(1-methyl-7-oxo-3-propyl-6,7-dihydro-1H-pyrazolo[4,3-d]pyrimidin-5-yl)benzenesulfonyl chloride (**C**)	410.87	–	1		120 mg
N-Methylpiperazine	100.17	0.903	4		
Ethanol	46.07	0.789	–	–	2 mL

실험과정

① 25 mL 둥근바닥 플라스크에 전 단계의 sulfonyl chloride 화합물 C를 EtOH에 녹인다.

② 반응 혼합물에 *N*-methylpiperazine를 천천히 넣어주고 질소풍선을 반응 용기에 연결한 후 실온에서 밤새 교반한다(반응이 진행되면서 용액이 맑아짐).

③ 교반 중인 반응 혼합물에 물을 넣고 생성된 침전물을 감압여과하여 생성된 고체를 물로 여러 번 씻어준다.

④ 얻어진 고체를 소량 취하여 dichloromethane으로 녹여준 후 TLC로 확인한다(*n*-hexane : ethyl acetate = 1 : 1, CH₂Cl₂ : MeOH = 20 : 1 with 1% NH₄OH, UV).

⑤ 얻어진 고체를 최소량의 dichloromethane으로 완전히 녹인 후 column chromatography(dichloromethane : MeOH = 20 : 1 with 1% NH₄OH)를 통해 정제하여 sildenafil을 얻는다.

⑥ 최종 생성물의 ¹H NMR 스펙트럼을 분석하여 구조를 확인하고 수득률을 계산한다.

연습문제

① Column chromatography를 통한 분리와 TLC를 통한 분석에서 전개 용매에 1% NH₄OH를 추가하는 이유를 쓰시오.

실험보고서

학과		학번		성명	
실험일자	년		월		일

1. 실험목적 및 과정

2. 결과 및 고찰

3. 참고문헌

실험보고서

학과		학번		성명	
실험일자	년		월		일

1. 실험목적 및 과정

2. 결과 및 고찰

3. 참고문헌

실험보고서

학과		학번		성명	
실험일자	년		월		일

1. 실험목적 및 과정

2. 결과 및 고찰

3. 참고문헌

실험보고서

학과		학번		성명	
실험일자	년		월		일

1. 실험목적 및 과정

2. 결과 및 고찰

3. 참고문헌

Chapter 7

Sorafenib의 합성

화학명: 4-(4-(3-(4-Chloro-3-(trifluoromethyl)phenyl)ureido)phenoxy)-*N*-methylpicolinamide

제품명: Nexavar®(Bayer & Onyx Pharmaceuticals)

배경지식

Sorafenib는 kinase 저해제 계열의 표적 항암제로서 세포암종 관련 신호전달체계 중 vascular endothelial growth factor(VEGF)와 platelet derived growth factor(PDGF) 수용체의 tyrosine kinase와 Raf-1과 B-Raf serine threonine kinase를 차단하여 신생혈관형성을 막고, 세포증식을 억제함과 동시에 세포자멸사에 대한 저항을 무력화시킨다. Bayer와 Onyx Pharmaceuticals에 의해 공동 개발 및 시판되었고 2005년에 신세포암을 치료하는 목적으로 FDA 승인을 받는다. 이후 2007년에 간세포암을 치료하는 목적으로 미국과 유럽에서 사용이 허가되었으나, 비싼 가격을 이유로 2009년에 UK에서 사용이 거절된다(환자 1명당 1달 3000파운드). 2012년에는 인도의 Natco Pharma에서 좀 더 저렴한 generic drug이 생산되면서 환자의 부담이 감소되었다. 비싼 가격에도 불구하고 10년 이상 간세포암의 1차 표적 치료제로 사용되었으며 2013년에는 갑상선암의 치료에도 사용될 수 있도록 FDA의 승인을 받는다.

합성법

4-Chloropyridine-2-carboyl chloride를 methylamine과 반응하여 carboxamide를 합성한 다음 NaOH로 처리한 4-aminophenol을 친핵성 방향족 치환반응을 통해 [4-(4-aminophenoxy)(2-pyridyl)]-N-methylcarboxamide을 합성한다. 이후 aniline이 isocyanate와 반응하여 urea기가 생성됨으로써 최종적으로 sorafenib을 합성한다.

1st Step: 친핵성 방향족 치환반응을 통한 diaryl ether 합성
2nd Step: Isocyanate와 amine 간의 urea 생성 반응

화학 반응식

4-chloro-*N*-methylpicolin
amide

NaOH

DMSO
100 °C, 2 h

[4-(4-aminophenoxy)(2-pyridyl)]
-*N*-methylcarboxamide
MW = 243.27

실험시약

시약명	분자량	밀도	당량수	몰수(mmol)	사용량
4-Chloro-*N*-methylpicolinamide	170.60	–	1		171 mg
4-Aminophenol	109.13	–	1		
Sodium hydroxide	40.00	–	2.5		
Dimethyl sulfoxide (DMSO)	78.13	1.10	–	–	2 mL

실험과정

① 25 mL 둥근바닥 플라스크에 4-chloro-*N*-methylpicolinamide, 4-aminophenol, magnetic bar를 넣고 DMSO에 녹여준다.

② NaOH를 반응 혼합물에 넣어준 후 100 °C에서 2시간 교반한다.

③ TLC로 반응 완결을 확인하고(*n*-hexane : ethyl acetate = 1 : 1, UV), 반응 용액을 실온으로 식혀준다.

④ 반응 용액을 ethyl acetate로 희석하고 brine으로 유기층을 씻어준다.

⑤ 씻어준 수층을 ethyl acetate로 3번 추출한 후 모아진 유기층을 다시 한번 brine으로 씻어준다.

⑥ 얻어진 유기층을 무수 MgSO₄로 탈수한 후 여과하고 여과액을 감압농축한다.

⑦ Toluene을 소량가하여 농축된 잔기를 다시 녹여주고 진공 상태에서 건조하여 연한 갈색 고체 형태의 생성물을 얻는다.

⑧ 중간 생성물의 ^{1}H NMR 스펙트럼을 분석하여 구조를 확인하고 수득률을 계산한다.

연습문제

① 위 실험에서 4-aminophenol에 있는 hydroxy기가 amino기에 비해서 반응성이 좋은 이유를 설명하시오.

② 반응 종료 후에 수차례 추출과 세척을 반복하는 이유를 설명하시오.

③ 마지막에 toluene을 가해서 다시 한번 건조하는 이유를 설명하시오.

④ Diaryl ether를 만들 수 있는 다른 방법을 제안해보시오.

화학 반응식

[4-(4-aminophenoxy)(2-pyridyl)]
-N-methylcarboxamide

sorafenib
MW = 464.83

실험시약

시약명	분자량	밀도	당량수	몰수(mmol)	사용량
[4-(4-Aminophenoxy)(2-pyridyl)] -N-methylcarboxamide	243.26	–	1		122 mg
4-Chloro-3-(trifluoromethyl)phenyl isocyanate	221.56	–	1		
Dichloromethane(DCM)	84.93	1.325	–	–	2 mL

실험과정

① 25 mL 둥근바닥 플라스크에 4-(4-aminophenoxy)-N-methyl-2-pyridine carboxamide와 magnetic bar를 넣고, 반응 용기 내부를 아르곤으로 치환한다.

② 1 ml의 무수 dichloromethane을 사용하여 녹여준 후 얼음물 욕조를 사용하여 냉각시킨다.

③ 4-Chloro-3-(trifluoromethyl)phenyl isocyanate를 1 mL의 무수 dichloromethane을 사용하여 녹여준 후 아르곤 기체하에서 반응 용액에 가해준다.

④ 얼음물 욕조를 제거하고 실온에서 1시간 동안 교반한다.

⑤ TLC로 반응 종결을 확인한 후(n-hexane : ethyl acetate = 1 : 1, UV) 반응액을 감압 농축한다.

⑥ 얻어진 잔기를 column chromatography(n-hexane : ethyl acetate = 2 : 1)를 통해 정제하여 sorafenib를 얻는다.

⑦ 최종 생성물의 ^{1}H NMR 스펙트럼을 분석하여 구조를 확인하고 수득률을 계산한다.

연습문제

① 위 실험에서 반응 조건을 무수로 유지해야 되는 이유를 설명하시오.

② 이전 합성 단계에서 사용된 4-aminophenol을 위 반응에서 출발물질로 사용하였을 경우 isocyanate 와 반응하여 얻어지는 생성물을 예측하시오.

실험보고서

학과		학번		성명	
실험일자	년		월		일

1. 실험목적 및 과정

2. 결과 및 고찰

3. 참고문헌

실험보고서

학과		학번		성명	
실험일자	년		월		일

1. 실험목적 및 과정

2. 결과 및 고찰

3. 참고문헌

Chapter 8

Lidocaine의 합성

화학명: 2-(Diethylamino)-N-(2,6-dimethylphenyl)acetamide

제품명: Xylocaine®(Dentsply), Ztlido®(Silex)

배경지식

Astra AB에서 출시되어 국소마취제로 사용되고 있는 전문의약품인 lidocaine은 tetracaine보다는 작용이나 지속시간이 떨어지나 독성이 낮고 약효 면에서 충분히 우수하여 일반적으로 국소 마취제로 이용되고 있다. Procaine과 비교하면 마취작용, 지속시간이 길다. 흰색 고체(mp 68~69 °C)로 물에 녹기 어렵다.

합성법

2,6-Dimethylaniline에 chloroacetyl chloride와 반응하여 α-chloroacetamide **A**를 합성한다. 이후 N,N-diethylamine과 반응하여 lidocaine을 합성한다.

1st Step: Aniline을 acetyl chloride와 반응하여 acetamide 합성

2nd Step: 친핵성 치환 반응을 이용한 α-amino acetamide 합성

1st Step Aniline을 acetyl chloride와 반응하여 acetamide 합성

화학 반응식

2,6-dimethylaniline

acetic acid
50 °C

α-chloroacetamide (**A**)
MW = 197.66

실험시약

시약명	분자량	밀도	당량수	몰수(mmol)	사용량
2,6-Dimethylaniline	121.18	0.984	1		2 mL
Chloroacetyl chloride	112.94	1.418	2		
Acetic acid	60.05	1.049	–	–	8 mL

실험과정

① 100 mL 둥근바닥 플라스크에 2,6-dimethylaniline과 acetic acid를 넣는다.

② 반응 혼합물에 주사기를 사용하여 chloroacetyl chloride을 천천히 넣어준 후, 50 °C로 가열하면서 교반한다.

③ 반응 진행 상황을 TLC로 확인한다(n-hexane : ethyl acetate = 2 : 1, UV/KMnO$_4$).

④ 반응 종료 후 실온으로 온도를 낮추고 물을 천천히 넣어 고체를 석출시킨다.

⑤ 생성된 고체를 감압 여과한 후 얻어진 고체를 물과 n-hexane으로 씻어준다.

⑥ 얻어진 고체를 오븐에서 건조하고 무게를 측정한다.

⑦ 중간 생성물의 ^{1}H NMR 스펙트럼을 분석하여 구조를 확인하고 수득률을 계산한다.

연습문제

① 위 반응식의 메커니즘을 설명하시오.

② Amide 결합을 형성할 수 있는 다른 방법을 제시하시오.

③ N-acylation 반응이 두 번 진행이 되지 않는 이유를 설명하시오.

화학 반응식

α-chloroacetamide (**A**) → lidocaine MW = 234.34

toluene reflux

실험시약

시약명	분자량	밀도	당량수	몰수(mmol)	사용량
2-Chloro-N-(2,6-dimethylphenyl)acetamide (A)	197.66	–	1		500 mg
N,N-Diethylamine	73.14	0.707	10		
Toluene	92.14	0.865	–	–	25 mL

실험과정

① 100 mL 2-neck 둥근바닥 플라스크에 2-chloro-N-(2,6-dimethylphenyl)acetamide를 넣고 환류 냉각장치를 연결한다.

② 반응 용기에 toluene을 가해 교반하며 녹여준 후 N,N-diethylamine을 반응 용액에 천천히 넣어 준다.

③ 반응 혼합물을 120 °C로 가열하면서 환류 교반한다.

④ TLC로 반응 종결을 확인한 후(n-hexane : ethyl acetate = 1 : 1, UV/KMnO₄) 실온으로 식혀주고 물을 가해 희석한다.

⑤ 분별 깔때기로 반응 혼합물을 옮겨 ethyl acetate로 3회 추출한다.

⑥ 얻어진 유기층을 무수 MgSO₄로 탈수한 후 여과하고, 여과액을 감압농축한다.

⑥ 얻어진 잔기를 column chromatography (n-hexane : ethyl acetate = 3 : 1)를 통해 정제하여 lidocaine를 얻는다.

⑦ 최종 생성물의 ¹H NMR 스펙트럼을 분석하여 구조를 확인하고 수득률을 계산한다.

연습문제

① Lidocaine에 있는 두 질소의 염기도를 비교하시오.

② Lidocaine의 HCl salt 구조를 그리시오.

실험보고서

학과		학번		성명	
실험일자	년		월		일

1. 실험목적 및 과정

2. 결과 및 고찰

3. 참고문헌

실험보고서

학과		학번		성명	
실험일자	년		월		일

1. 실험목적 및 과정

2. 결과 및 고찰

3. 참고문헌

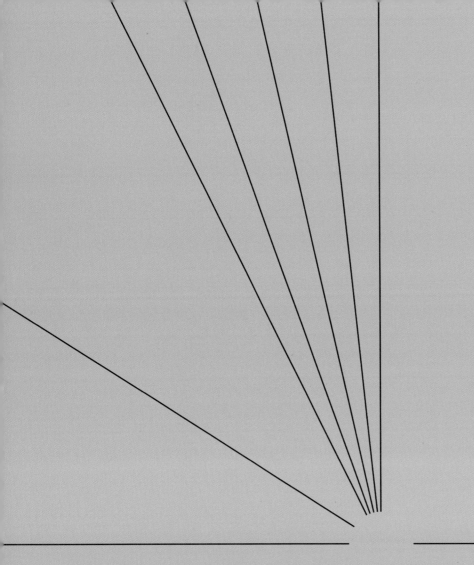

Part 5

의약화학

Chapter 1

문헌 검색

문헌 검색은 학술 연구의 시작점이자 근본이다. 과학적 지식의 경계를 넓히기 위해서는 그 경계가 어디인지 알아야 되기 때문이다. 과학적 데이터베이스는 1960년대에 처음 등장한 이래로 비약적으로 성장했고 많은 과학자들이 실험을 수행하기 전에 관련 정보를 검색하여 기존의 실험 연구 방법을 익히고 새롭게 연구해야 할 부분을 탐색하는 데에 큰 도움을 주고 있다. 과학자들은 데이터베이스를 분석하고 융합함으로써 새로운 주제나 연구 영역을 통찰하여 가설을 세우고 이것을 실험을 통해 증명하거나 개발하고 있다. 또한 연구를 시작하기 전에 관련 자료를 구분하고 이를 인용하여 표절시비를 받지 않는 데에도 과학적 데이터베이스 검색은 필수적이다.

과학적 데이터베이스는 교과서, 일차 문헌(최신의 연구결과를 제공), 일차 문헌에 대한 평가 및 연구결과를 종합한 이차 문헌 등 다양한 형태로 존재한다. 이것은 자료원의 종류에 따라 교과서처럼 찾아볼 수 있거나, 전자 데이터베이스 및 다양한 검색엔진을 통해 접근할 수 있다. 이러한 모든 과학적 데이터베이스에 쉽고 효율적으로 접근할 수 있는 최적의 검색원과 인터페이스 또한 연구·개발 중이다.

문헌정보 데이터베이스

문헌정보 데이터베이스는 교과서, 학술논문, 국내외 학위논문 및 특허로 분류할 수 있다. 논문과 특허의 검색에 필요한 대표적인 데이터베이스의 종류는 표 5-1에 있다.

표 5-1

종류	검색원
학술논문(통합)	PubMed, Google scholar, 학술연구정보서비스(Research Information Sharing Service, RISS), ScienceON
국내학위논문	학술연구정보서비스(Research Information Sharing Service, RISS), ScienceON, 대학교 도서관 홈페이지, 국립중앙도서관
해외학위논문	(북미지역) PQDT Global (영국) EThOS (중국) CNKI-CDMD
특허	ScienceON, 특허정보넷 키프리스

(1) PubMed (https://pubmed.ncbi.nlm.nih.gov/)

PubMed는 미국 국립의학도서관(National Library of Medicine, NLM)의 사서들이 모든 사람들이 의약학적 지식을 검색할 수 있도록 만든 검색 시스템이다. 미국 국립의학도서관의 효시는 1818년 군의감(Army Surgeon General)으로 재임한 Joseph Lovell의 서재에서 시작되었다. 그는 초대 의무국장으로 임명된 후 매년 $300~500 비용의 도서와 학술지를 구입하여 각지의 군의관에게 보내주었고, 자신의 군의감실에 서가를 설치하여 일상 업무에 필요한 자료를 보관하였는데, 이것이 Library of Surgeon General's Office로 불리게 되었다. 서가가 점차 확장되고 성장과 발전을 통해 미국 정부는 1964년에는 기계 가독형 문헌 색인 시스템인 Medical Literature Analyses and Retrieved System (MEDLARS)을 개발하였고, 1970년대 MEDLARS를 온라인화한 MEDLINE 개발은 본격적인 컴퓨터 데이터베이스 시대로의 진입을 알리게 되었다. 그리고 1988년 National Center for Biotechnology Information (NCBI), 2000년 ClinicalTrials.gov의 개발로 다양한 의학 정보 서비스 제공의 새로운 장을 열었다. 현재 PubMed에서 검색되는 논문은 1966년을 기점으로 전체 수록 논문의 90%를 차지하는 MEDLINE의 학술지 색인 논문과 1965년 이전의 책자형 Index Medicus 논문을 기계 가독형으로 변환하여 제공하는 OLDMEDLINE, 그리고 PMC의 학술지 또는 MEDLINE에 포함되는 학술지이지만 색인하지 않은 논문인 only PubMed로 구성된다.

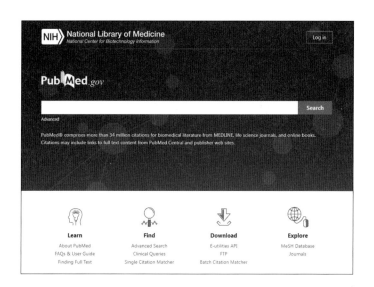

PubMed의 주요 검색 방법에 대한 안내는 홈페이지의 질문 형식으로 구성되어 있으며 그에 대한 간단한 검색 방법이 연결되어 있다. 저자명, 학술지명, 특정 논문, 임상 질의어를 이용한 검색 방법과 함께 Systematic Reviews 검색, Medical Genetics 검색, 검색 결과 보는 방법, 초록을 보는 방법, 원문 이용 방법, 검색 결과 저장 방법, 검색 결과에서 focus 혹은 expand하는 방법, NLM source 소개, Training 이용 방법 등에 대해서 설명해주고 있다.

(2) Google Scholar (https://scholar.google.com/)

 Google 학술 검색(Google Scholar)은 Google에서 운영하는 학술자료 검색 엔진으로, 전 세계의 학술논문, 도서, 학위논문, 기술보고서 등 약 16억 건에 대한 정보 검색이 가능하다. Google Scholar는 단순 검색이 가능한 동시에 간단한 조작으로 고급 검색이 가능하다는 점이 특징적이다. 또한 저작물 인용 추적이 용이하고 다양한 데이터베이스를 포괄적으로 한번에 검색할 수 있어 편리하다. 새로운 자료 알림이나 저자 구독 또한 가능하여 많은 연구자들이 유용하게 활용하고 있다.

(3) 학술연구정보서비스(Research Information Sharing Service, RISS)
(https://www.riss.kr/index.do)

국내학위논문은 출처에 따라 각 대학교 도서관에서 찾을 수 있지만, 학술연구정보서비스(Research Information Sharing Service, RISS) 데이터베이스를 통해서도 쉽게 검색할 수 있다. RISS는 전국 대학이 생산, 보유, 구독하는 학술 자원을 공동으로 이용할 수 있도록 개방된 대국민 서비스이다. RISS를 통해 국내 학위논문을 검색할 수 있고 다수의 학위논문 원문 이용도 가능하다. RISS 내에서 원문 열람이 불가능하다면 '복사/대출신청'을 클릭하여 원문 복사를 신청할 수 있고 제공되는 논문은 논문 제공 기관에 따라 뷰어를 설치해야 정상적으로 열람이 가능한 경우도 있다.

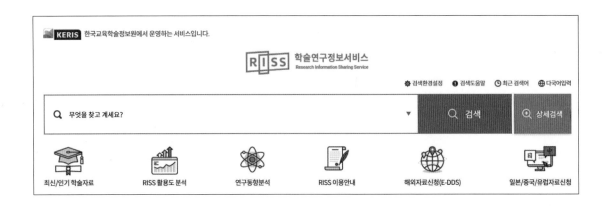

(4) ScienceON (https://scienceon.kisti.re.kr/)

ScienceON은 과학기술정보, 국가R&D 정보, 연구데이터, 정보분석서비스, 연구인프라
를 연계·융합하여 연구자가 필요로 하는 지식인프라를 한 곳에서 제공하는 서비스이다.
ScienceON 홈페이지에서 '상세검색'을 통해 논문, 특허, 보고서, 동향 및 표/그림을 검색
할 수 있다.

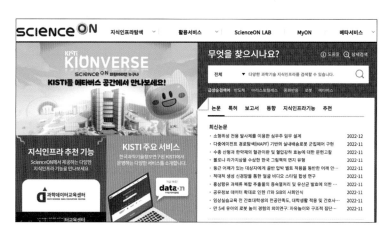

(5) 해외 학위논문 검색하기

• **북미지역: ProQuest Dissertations & Theses Global (PQDT Global)**

PQDT Global은 북미지역 및 일부 중국, 유럽지역 대학의 학위논문을 제공하는 데
이터베이스이다. PQDT Global은 전 분야의 학위논문을 서비스하고 있고 Browse
by Subject 선택을 통해 주제 〉 국가 〉 대학/기관별 논문을 확인할 수 있다. 기본 검
색 혹은 고급 검색을 수행할 때 필요한 기능은 해당 사이트의 도움말에 안내되어 있다.

• **영국: e—Theses Online Service (EThOS)**

EThOS는 영국 고등교육기관에서 생산된 모든 박사 학위논문을 검색할 수 있는 데
이터베이스이다. EThOS는 Open Access의 확산에 따라 영국 학위논문을 무료로 이
용할 수 있도록 만들고 있다. 검색식 작성 시 EThOS에서 제공하는 도움말 페이지를
참고하여 검색 연산자, 정렬 방식 등 검색 관련 상세 설명을 확인할 수 있다.

• **중국: China National Knowledge Infrastructure-China Doctors/Masters Dissertations (CNKI-CDMD)**

CNKI(China National Knowledge Infrastructure)는 전자 자료 시스템 구축을 위
해 중국 정부와 칭화대학이 공동으로 주관한 국가 프로젝트이다. CNKI의 데이터베
이스(총 14개) 중 CNKI-CDMD는 중국 석, 박사 학위논문을 다루고 있으며 Help
Center에서 검색 관련 상세 설명을 확인할 수 있다. 검색 결과 화면에서 원문을 받을 수 있거나
도서관 구독 자료만을 받을 수 있다.

실습 1

① Sildenafil의 초기 합성법과 개선된 합성법이 있는 논문 또는 특허를 각각 찾으시오.

② 새로운 sildenafil 유도체 다섯 가지 이상을 찾고 이의 합성 방법을 각각 찾으시오(예: Udenafil, Vardenafil, Homosildenafil 등).

③ 식품 중 불법 함유된 sildenafil 유도체를 찾고 이의 문제점을 논하시오.

약학 분야 데이터베이스

약물 분자설계 등 약학 연구에 필요한 데이터로서 물질의 정보, 단백질의 구조 등 다양한 정보와 자료를 여러 기관에서 제공하고 있다. 약학 연구에 활용되는 대표적인 약학 데이터베이스들을 소개하고자 한다.

(1) Drugbank online (https://go.drugbank.com/)

Drugbank online은 의약학, 제약산업 전문가 및 일반인들이 많이 이용하는 온라인 무료 데이터베이스이다. Bioinformatics와 cheminformatics 자원을 결합한 상세한 약물 정보(화학, 약리, 제약 정보)와 약물 표적에 대한 포괄적인 정보(genetic sequence, 구조, pathway) 등을 제공한다.

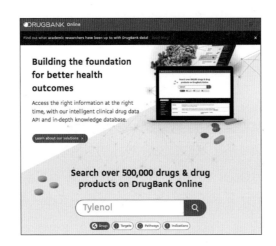

실습 2

① Sildenafil을 검색하여 약물 개발의 역사와 Mechanism, Pharmacology, Drug & Food Interactions, Targets, PDB ID 등의 내용을 찾으시오.

② Sildenafil의 독성 및 부작용을 찾으시오.

② 표적 단백질의 약물결합자리 정보 찾기

- 약물결합위치 정보: RCSB protein data bank (http://rcsb.org)에서 sildenafil이 phosphodiesterase 5과 결합하는 X-ray crystallography의 PDB ID "1UDT"를 검색하고, 약물-수용체 결합구조 관련 정보를 찾는다[참고문헌 6].

- 검색된 "1UDT" RCSB 웹페이지에서 [3D View] 탭으로 이동 후 오른편 하단의 "Ligand"를 클릭한 후 왼쪽 구조화면에서 sildenafil을 클릭하면 [Focus] Surroundings (5Å)가 나타난다. [Focus] Surroundings(5Å)에 마우스 포인트를 올리면, 아래와 같이 Sequence 정보에 sildenafil의 약물결합 위치(binding site)에 해당하는 amino acid 잔기가 표시된다.

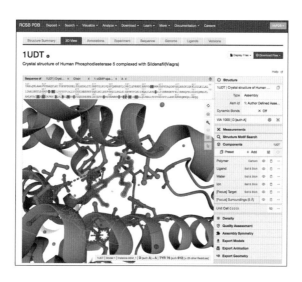

- Surrounding residue number (5Å): 612, 613, 661, 663, 664, 725, 764, 765, 767, 768, 775, 779, 782, 783, 786, 804, 813, 816, 817, 819, 820, 823, 824.

③ 표적 단백질 구조 정리하기(Chimera software)

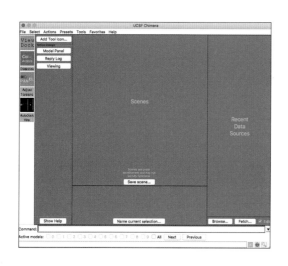

기본 마우스 조작 방법

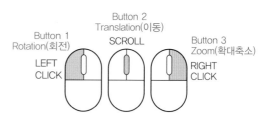

Button 2 (SCROLL)는 눌러서 사용하면 Translation(이동),
굴리면 Zoom(확대축소) 기능으로 사용가능하다.

- 메뉴에서 [Favorites] → [Command Line] 열기

명령어	내용
open 1UDT	PDB ID 1UDT를 RCSB 데이터베이스에서 불러옴
~display protein	Protein에 stick으로 나타난 아미노산 sidechain 안보이게 함
select :612, 613, 661, 663, 664, 725, 764, 765, 767, 768, 775, 779, 782, 783, 786, 804, 813, 816, 817, 819, 820, 823, 824	결합자리의 아미노산 잔기를 선택함 (선택된 부분은 화면에 녹색 표시됨)
display sel	선택한 아미노산의 sidechain을 stick으로 표시하기
메뉴에서 [Actions] → [Color] → Color Action 창에서 yellow 선택 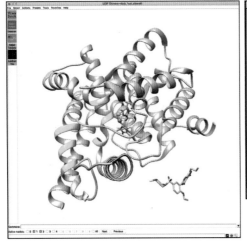	선택된 결합자리의 아미노산 잔기를 쉽게 알아보기 위해 '노란색'으로 변경하기 • 아미노산 잔기의 heteroatom (O, N, S 등)을 나타내기 위해 [Other colorings]: [by heteroatom] 선택
select :VIA, HOH	PDB ID: 1UDT에서 ligand 이름 VIA와 물분자 이름 HOH를 선택함
del sel	선택된 ligand VIA와 물분자 제거함 (Why?) 약물결합자리에 존재하는 기존의 약물이나 물분자을 제거함으로써 새로운 약물이 결합할 수 있는 공간을 확보함
메뉴에서 [Tools] → [Structure Editing] → [AddH] 실행	X-ray 단백질 구조에 수소 추가함 (Why?) X-ray 구조는 수소가 없는 상태이므로 수소를 추가함이 필요함

④ 리간드(Sildenafil) 3차원 구조 불러오기

- Chimera software 메뉴에서 [File] → [Open] 실행하여 저장해 둔 3차원 리간드 구조파일 ligand.sdf을 선택한다.
- [Favorite] → [Model panel] 실행: Model Panel 창에서 1udt (target)과 ligand.sdf (ligand)가 정상적으로 열려 있음을 아래와 같이 확인한다.

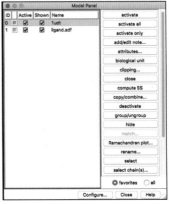

⑤ Autodock Vina 도킹 시뮬레이션 실행하기

- [Tools] → [Surface/Binding Analysis] → [Autodock Vina] 실행

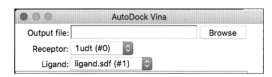

① Receptor: 표적 단백질 선택

② Ligand: 리간드 선택

· Browse 누르면, 아래의 창이 뜬다.

③ [Browse]를 눌러서 Output file 저장할 곳을 지정한다. 결과 파일이 여러 개 생기므로 바탕화면에 [New folder]를 만든 후 output_set1. pdbqt로 적은 후 [Set Output Location]을 클릭한다.
 - Chimera 프로그램은 "한글"을 인식하지 못하므로 저장하는 폴더이름, 파일명을 반드시 영어로 작성한다. 또한 저장되는 위치에 "한글" 폴더명이 없는지 반드시 확인한다.
 (예시, C:\User\admin\바탕화면\ 일 경우, 에러 발생)

④ Receptor search volume options은 표적 단백질 구조의 약물 결합위치를 결정하는 단계로 Resize search volume using에 [Ctrl + button3]을 설정하고 ☑로 클릭하여 체크한다.

- 약물결합위치를 설정하기 위해, 단백질 구조와 리간드 구조가 있는 View창으로 마우스를 이동하여 [Ctrl + button3]을 누른 상태로 드래그하여 **녹색상자**를 만든다.
- 녹색상자의 크기 조절을 위해, 마우스 포인터를 크기를 조절하고 싶은 녹색상자의 면에 두고 [Ctrl +button3]을 누른 상태로 드래그하면 상자의 크기가 조절된다.

POINT 녹색상자의 위치와 크기는 단백질 약물결합위치 (노란색) 부분이 전부 포함되게 조정되어야 하며, 그 값에 따라 계산시간, 계산 정확도 등이 달라진다.

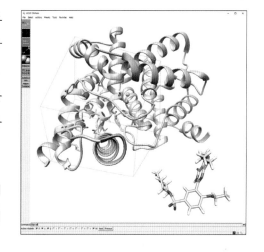

⑤ Receptor options와 Ligand options은 default로 사용하는 것이 적절하다.

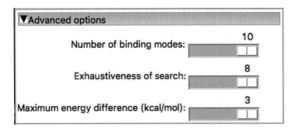

⑥ Advanced options 값은 default 사용이 적절하다.

• Number of binding modes: 최대로 출력할 결합형태의 수

• Exhaustiveness of search: global search를 위한 강도(숫자가 커지면 계산시간이 길어짐)

• Maximum energy difference: 결과값으로 보여주고자 하는 the best binding mode와 the worst binding mode 간의 최대에너지 차이

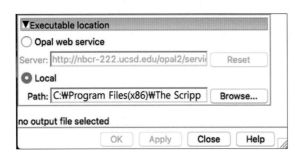

⑦ "Local"을 선택하고 [Browse] 를 눌러서 Autodock Vina 프로그램 설치 폴더에 있는 vina.exe 파일을 선택한다.
  ; C:\Program Files(x86)\The Scripps Research Institute\Vina\vina.exe

⑧ [OK]를 눌러서 실행한다.

Chimera 프로그램 화면의 왼쪽 아래쪽에 "running"라는 메시지가 끝날 때 까지 기다린다. (에러 메시지는 일단 무시하고 running 상태가 유지되면 정상적으로 계산이 시작한 것이다.)

⑥ 반복 도킹 시뮬레이션 수행

• Output file, Receptor search volume options을 각각 다르게 조정하여 최소 3번 반복하여 도킹 시뮬레이션을 수행한다.

  · 결과파일 이름: output_set1.pdbqt, output_set2.pdbqt, output_set3.pdbqt

(3) 실험 결과 처리

① 결과파일

  · output_set1.conf (Receptor searching volume option information)

  · output_set1.ligand.pdb (Input 리간드구조)

  · output_set1.ligand.pdbqt

  · output_set1.receptor.pdb (Input 표적구조)

  · output_set1.receptor.pdbqt

  · output_set1.pdbqt (최종 결과파일)

② 계산이 완료되면 [ViewDock]이 자동으로 실행되어 다양한 리간드의 결합구조를 보여준다.

  자동으로 실행되지 않을 경우,

  · [File] → [Open]; 결과 파일이 저장된 폴더로 이동하여 output_set1.receptor.pdb (표적 단백질) 열기

  · [Tools] → [Surface binding analysis] → [ViewDock]을 실행; output_set1.pdbqt 열기

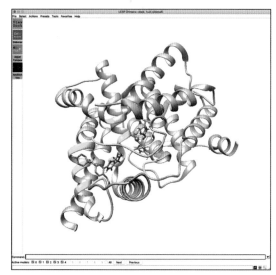
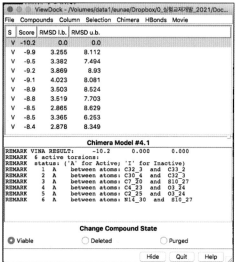

실습 1

① Receptor search volume options (단계 4)을 각기 다르게 하여 3번 수행한 결과값에서 각각 가장 낮은 score와 그 때의 리간드 결합구조를 보여라.

	Trial 1	Trial 2	Trial 3
Center x, y, z			
Size x, y, z			
The lowest score (kcal/mol)			

② Phosphodiesterase 5 with sildenafil (PDB ID: 1UDT)와 도킹 시뮬레이션 결과 중 가장 안정한 결과 에너지 값을 갖는 결합구조 간의 결합구조 비교하기.

> **힌트:** 1. 해답구조인 X-ray 구조를 불러오기. [File] → [Fetch by ID]에서 '1UDT'를 입력하고 클릭.
>
> 2. 메뉴에서 [Tools] → [Structure Comparison] → [MatchMaker] 실행하여 Reference structure: receptor. pdb/Structure to match: 1UDT 선택하고 [OK] 클릭.

심화분석 문제

1. 가장 안정하게 결합한 리간드 주변을 둘러싸고 있는 아미노산들을 stick으로 나타내고, 결합 상호 작용(hydrogen bond, hydrophobic interaction)에 대해 설명하시오.

> **힌트:** [Tools] → [Structure Analysis] → [FindHBond] 또는 [Find Clashes/Contact]를 활용한다.

2. 도킹 시뮬레이션 결과에서 나타나는 rank1, rank2 구조의 score 값 차이와 그 원인이 되는 결합구 조의 차이를 설명하시오.

3. Docking 결과에서 rank1을 한 구조를 complex PDB 파일로 저장한 후 Protein-Ligand Interaction Profiles (https://plip-tool.biotec.tu-dresden.de/plip-web/plip/index; 웹상에서 운영되는 분자

간 결합형태 분석프로그램)에서 나온 결과를 기반으로 표적 단백질과 약물 간의 hydrogen bond, hydrophobic, π-π interaction 등의 상호작용관계를 분석해보시오.

> 힌트: Complex PDB 파일 저장법은 부록 7을 참고한다.

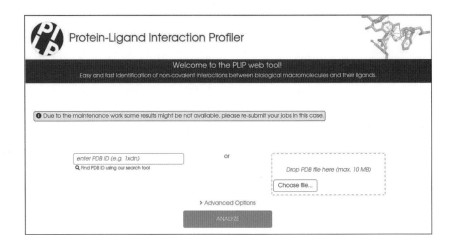

AIDRUG을 이용한 실습

실습 프로그램: AIDRUG (https://www.aidrug.re.kr)

약물 개발에 인공지능을 활용한 이론적인 계산 방법을 제공하는 플랫폼 내의 도킹 시뮬레이션에 대한 서비스를 실습한다. Chimera software에서 실습한 Autodock vina도 포함되어 있고, 그 외에 Smina, Vinardo와 같은 다른 scoring function을 가지는 프로그램을 사용할 수 있다.

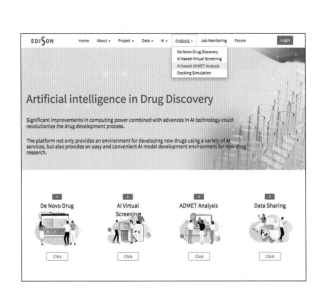

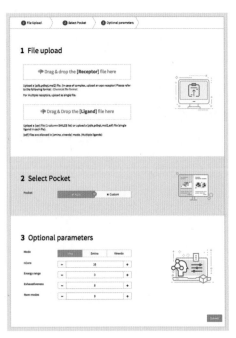

실습 2

- AIDRUG 웹페이지에서 [Analysis] → [Docking simulation]에서 sildenafil 과 PDE5 단백질 간의 결합모드를 예측한다.

① File upload

(Receptor 입력값) 앞서 Autodock Vina 실습에서 저장한 output_set1.receptor.pdb

주의 입력하는 단백질 구조는 약물결합자리에 리간드가 없는 오직 단백질 구조로 만들어진 pdb 파일이 들어가야 한다.

(Ligand 입력값) MarvinSketch에서 저장한 sildenafil인 ligand.sdf

② Select Pocket: Custom 선택

(입력값) 앞서 Autodock Vina 실습에서 저장한 output_set1.conf 파일을 메모장에서 열어서 그 값을 입력.

[Auto] 선택 시, GHECOM: Grid-based HECOMi finder 프로그램[참고문헌 7]에 의해 입력된 단백질의 pocket 위치를 자동으로 찾아서 입력됨.

③ Optional parameters

Mode: Smina나 Vinardo를 선택하여 다양한 도킹 결과값 score, the best pose를 비교하자.

	Smina	Vinardo
Center x,y,z		
Size x,y,z		
The lowest score (kcal/mol)		

참고문헌

1. Kuntz, I. D., Blaney, J. M., Oatley, S. J., Langridge, R., and Ferrin, T. E. A geometric approach to macromolecule–ligand interactions. J. Mol. Biol. 1982, 161, 269-288.

2. Salmaso, V.; Moro, S. Bridging Molecular Docking to Molecular Dynamics in Exploring Ligand-Protein Recognition Process: An overview. Front. Pharmacol. 2018, 9, 923.

3. Li, J; Fu, A; Zhang, L. An overview of Scoring Functions Used for Protein-Ligand Interactions in Molecular Docking. Interdiscip. Sci. 2019, 11(2), 320-328.

4. Pettersen, E.F.; Goddard, T. D.; Huang, C. C.; Couch, G. S.; Greenblatt, D. M.; Meng, E. C.; Ferrin, T. E. UCSF Chimera-a visualization system for exploratory research and analysis. J Comput Chem. 2004, 25(13), 1605-1612.

5. Trott, O.; Olson, A. J. AutoDock Vina: Improving the speed and accuracy of docking with a new scoring function, efficient optimization, and multithreading. Journal of Computational Chemistry,

2010, 31, 455-461.

6. Sung, B. J.; Hwang, K. Y.; Jeon, Y. H.; Lee, J. I.; Heo, Y. S.; Kim, J. H.; Moon, J.; Yoon, J. M.; Hyun, Y. L.; Kim, E.; Eum, S. J.; Park, S. Y.; Lee, J. O.; Lee, T. G.; Ro, S.; Cho, J. M. Structure of the catalytic domain of human phosphodiesterase 5 with bound drug molecules. Nature, 2003, 425, 98-102.

7. Kawabata T. Detection of multi-scale pockets on protein surfaces using mathematical morphology. Proteins, 2010, 78, 1195-1121.

약효와 물성 기반 약물 설계

배경지식

신약 개발에서 저분자 약물의 설계는 더 좋은 효능(IC_{50} 및 EC_{50})을 가지는 화합물을 발굴하는 것에 초점이 맞추어져 있었다. 효능 중심의 접근으로 FDA 승인 약물이 많이 개발되었지만, 개발 과정에서 도출된 후보물질이 우수한 효능을 가지고 있음에도 불구하고 약동학(Pharmacokinetic) 및 물리화학적(Physicochemical) 성질이 좋지 않음으로 in vivo 효능 및 독성 시험에서 적합하지 않은 것으로 판단되어 개발이 중단되는 경우도 흔하게 발생했다. 성공적인 신약 개발을 위해서는 화합물의 약동학과 물리화학적 특성을 간과할 수 없게 되었고, 이를 위해서 의약화학자들은 저분자 약물을 설계할 때 합성하려는 물질의 물리화학적 성질을 예측한 후 우선순위를 정하고, 적합한 물질로 예측되는 물질만을 평가에 적용하는 방법으로 약물 개발의 비용과 경로를 단축하고 있다. 1997년 화이자의 리핀스키에 의해 "rule-of-five"(Ro5)로 경구 약물의 약물성(druglikeness) 가이드라인이 제안되었다. 임상 2상 이상의 단계에서 도달한 약물들을 조사하여 분자량 500 이하, clogP 5 이하, 수소결합 공여자 5개 이하, 수소결합 수용자 10개 이하라는 기준에서 두 가지라도 만족하지 못할 때는 낮은 흡수와 투과 능력을 갖게 된다는 것이다. 현대에 와서 다양한 약물 형태가 제안되고 있기에 약물성을 평가하는 기준이 다양해지고 있다. 리간드 효율성(ligand efficiency, LE)과 결합 효율성 인덱스(binding efficiency index, BEI)라는 파라미터가 중요하고, 기본 특성으로 중원자(heavy atom, 수소가 아닌 원자) 수, 회전 가능한 결합 수, 방향족 수, 키랄 탄소 수, 극성도 함께 고려해야 한다. 본 실습은 약효와 물성 기반 약물 설계에 활용할 수 있는 간단한 계산 도구를 살펴보고자 한다. 이 도구는 실제 물질 합성 및 기능 평가 전에 어떤 물질이 좋은 약물이 될 수 있는지를 평가·예측할 수 있게 해준다. 본 실습을 통해 의약화학을 접하는 학생들이 약물 발굴 과정에서 화합물 구조의 변화가 물리화학적 성질 및 효능에 어떤 영향을 미치는지 분석할 수 있는 기회를 제공하고자 한다.

분자 파라미터	계산식	목표값
ligand efficiency (LE)	LE = 1.37 pXC_{50} / HAC(중원자 수)	≥ 0.3 kcal/mol(저분자), ~0.5 kcal/mol(CNS)
binding efficiency index (BEI)	BEI = pXC_{50} / MW(분자량, kDa)	27(1 nM, 0.333 kDa)

이론

1. 유도체 설계 및 치환기 다양화

앞에서 언급한 약효와 물성에 기반한 계산 도구를 설명하기 전에 아래 그림과 같이 화합물 1을 초기 개발 대상 선도물질로 가정해보자(그림 5-3). 이러한 화합물로부터 구조 최적화를 위해서는 기존 구조로부터 적절한 유도체를 설계해야 한다. 화합물의 효능을 개선하기 위해 유도체를 설계할 경우, 핵심 구조 주변에 변화를 주는 것과 중간 연결부위에 변화를 주는 것이 있다. 우선 치환기 R의 유형(R = alkyl, halogen, O-, N-, or S-alkyl), 개수, 위치를 변경할 수 있다. 그리고 물리화학적 성질을 개선하기 위해서 화합물 1의 벤젠 고리 중 하나 또는 둘 모두를 헤테로고리로 교체하여 핵심 구조에 변화를 줄 수 있다. 중간 연결 부위에 변화를 주기 위하여 기존 urea를 amide로 바꾸거나 piperazine 고리를 phenyl 또는 heteroaryl 고리로 변환하는 것이 가능하다. 하지만 이러한 세 번째 설계는 효능과 물리화학적 성질을 개선할 수 있는 반면, 효능 변화가 크게 나타날 수 있기 때문에 일반적인 최적화 과정에서는 첫 번째로 시행되지는 않는다.

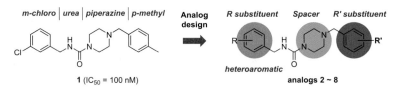

그림 5-3 Lead 화합물 1에 대한 유도체 설계

2. 물리화학적 특성에 대한 파라미터

대부분의 물리화학적 특성은 분자의 2D 구조로부터 비교적 정확히 계산된다. 분자량, clogP (또는 logD), 극성 표면적(PSA), sp^3 혼성 원자 분율(Fsp^3), 수소결합 공여자 수(HBD), 수소결합 수용자 수(HBA), pK_a, 회전 가능한 결합 수가 이에 해당된다. 본 실습에서 설계한 유도체들의 물리화학적 특성은 3장에서 제시한 SwissADME를 통해 측정될 수 있으며, 리핀스키의 Ro5의 통과 여부도 확인할 수 있다. 더불어 본 실습에서는 리간드 효율성(LE)과 결합 효율성 인덱스(BEI)와 같이 효능과 물성에 기반한 분자 파라미터 네 가지를 이해하고 각 파라미터는 계산식에 따라 측정한다. 설계한 유도체를 화합물 1과 비교하여 우수성을 평가하고, 이 중 성공 가능성이 높은 물질을 예측한다(그림 5-4).

지용성 리간드 효율성(lipophilic ligand efficiency, LLE)과 결합 효율성 인덱스(binding efficiency index, BEI)는 새로운 리간드 설계에 영향을 미치는 가장 일반적인 변수인 효능(pIC$_{50}$)과 물리화학적 성질(MW 및 logP)을 통합하는 특징을 가지고 있다. sp^3 혼성 탄소 분자 분율(fraction of sp^3 hybridized carbon, Fsp^3)은 분자의 용해도, 투과성, 약물과 혈장 단백질 간 결합 등과 관련이 있으며, 물에 대한 용해도는 Fsp^3 > 0.31값을 갖는 분자에서 극적으로 증가한다. 마지막 파라미터인 극성 원자 분율(fraction polar atom, FPA)은 분자의 극성 표면적(polar surface area, PSA)과 관련이 있다. PSA는 투과성, 생체 이용률, 독성과 같은 여러 특성과 관련이 있다. 계산 프로그램을 이용하여 화합

표 5-3 분자 파라미터의 계산식, 물성에 대한 관련성, 승인 약물의 통계에 따른 목표값

분자 파라미터	계산식	관련성	목표범위(값)
lipophilic ligand efficiency(LLE)	$LLE = pXC_{50} - clogP$	용해도, 투과도, 경구흡수, 단백결합, 대사, 독성	5~7 (6)
binding efficiency index(BEI)	$BEI = pXC_{50}/MW$	용해도, 투과도	20.9~23.6 (22)
fraction of sp^3 hybridized carbon(Fsp^3)	$Fsp^3 = \sum sp^3$ C atoms/total # of C atoms	용해도, 투과도, 단백결합	> 0.31(0.31)
Fraction Polar Atom(FPA)	$FPA = \sum(N + O)/total$ # of HA	투과도, 경구흡수, 독성	0.21

물의 PSA의 평균 분율(fPSA = PSA/total SA) 값을 계산할 수 있지만, 분자식을 통해 단순히 질소와 산소 원자의 총 수를 중원자의 총 수로 나누면 극성 원자 분율(FPA)을 간단히 얻을 수 있다. 이 값은 FPA가 fPSA와 매우 강한 상관관계(r = 0.910)를 보여주기 때문에 본 실습에서는 PSA를 대신하여 분자 파라미터로 사용한다.

3. 파라미터 수치에 따른 유도체 선정

각각의 파라미터에 대한 목표값과 화합물의 계산된 LLE, BEI, Fsp^3, FPA 값을 비교하면 그 화합물이 약물로 개발될 때의 성공할 가능성을 어느 정도 예측할 수 있다. 즉 목표값에 근접할수록 약물로의 개발가능성이 높은 것이다. 또한 네 가지 파라미터의 차이를 백분율 값으로 나타내는 물성/약효 프로파일을 통해 제안된 유도체의 구조 변화가 lead 화합물에 대해 개선이 되었는지 그 여부를 한 번에 확인할 수 있다. 위 계산된 값을 이용해서 의약화학자는 다음 단계에 합성할 화합물을 선정할 수도 있다.

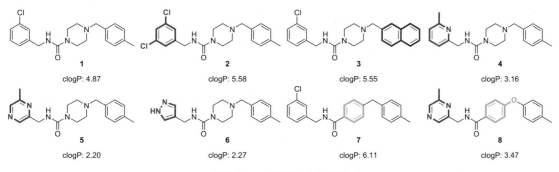

clogP: 4.87   clogP: 5.58   clogP: 5.55   clogP: 3.16

clogP: 2.20   clogP: 2.27   clogP: 6.11   clogP: 3.47

그림 5-4 Lead 화합물 1과 유도체 2~8

실제 예시는 다음과 같다. 의약화학자가 화합물 1을 합성했고 최적화를 위해 유도체 2~8을 합성하고자 한다. 이때 어떠한 물질을 다음 단계에 합성할지 그 우선순위를 정할 때 앞에서 제시되었던 네 가지 파라미터(LLE, BEI, Fsp^3, FPA)를 이용할 수 있다. 각 파라미터 계산 방법은 다음과 같다. 단, 화합물 1~8의 효능 XC$_{50}$는 100 nM로 모두 같은 것으로 가정한다.

① XC$_{50}$값과 clogP 값은 주어졌으며, pXC$_{50}$의 값을 구하는 계산식은 아래와 같다.

$$pXC_{50} = -\log(XC_{50} \times 0.000000001)$$

② LLE 값을 구하는 방식은 다음과 같다.

$$LLE = pXC_{50} - ClogP$$

③ BEI 값을 구하는 방식은 다음과 같다(분자량 MW는 kDa값으로 기입).

$$BEI = pXC_{50}/MW$$

④ Fsp³를 구하는 방식은 다음과 같다.

$$Fsp^3 = \Sigma sp^3 \, C \, atoms \, / total \, \# \, of \, C \, atoms$$

⑤ FPA를 구하는 방식은 다음과 같다.

$$FPA = \Sigma(N+O)/total \, \# \, of \, HA \, (HA: heavy \, atom, \, 수소를 \, 제외한 \, 원자)$$

화합물 1~8에 대해 각 파라미터 값을 계산하여 표로 정리하면 다음 표 5-4와 같다. 각 화합물의 파라미터를 표 5-3의 목표값과 대조했을 때 유도체 5와 6이 가장 근접한 것을 볼 수 있다. 각 파라미터의 목표값은 FDA에 승인된 약물을 통계적으로 계산하여 제시된 값이며, 선도물질 1의 경우에 대부분의 파라미터의 목표값과 차이가 나고 있다. 이를 통해 유추해보면 선도물질 1과 다른 유도체에 비하여 유도체 5와 6이 약물로 개발되었을 때 성공할 가능성이 높다고 예측할 수 있다.

표 5-4 화합물(1~8)의 파라미터 값과 선도물질 1 대비 유도체의 파라미터 차이값

No	Compound data								%Difference from lead 1			
	XC_{50} (nM)	pIC_{50}	MW (kDa)	clogP	LLE (6)	BEI (22)	Fsp^3 (0.31)	FPA (0.21)	LLE	BEI	Fsp^3	FPA
1	100	7.00	0.358	4.87	2.1	19.6	0.35	0.16	0	0	0	0
2	100	7.00	0.392	5.58	1.4	17.9	0.35	0.15	−33.3	−8.7	0	−6.3
3	100	7.00	0.394	5.55	1.5	17.8	0.26	0.14	−31.9	−9.1	−25.7	−12.5
4	100	7.00	0.338	3.16	3.8	20.7	0.40	0.20	80.3	5.9	14.3	25
5	100	7.00	0.339	2.2	4.8	20.6	0.42	0.24	125.4	5.6	20	50
6	100	7.00	0.327	2.27	4.7	21.4	0.44	0.25	122.1	9.5	25.7	56.3
7	100	7.00	0.350	6.11	0.9	20.0	0.14	0.08	−58.2	2.3	−60	−50
8	100	7.00	0.333	3.47	3.5	21.0	0.15	0.20	65.7	7.5	−57.1	25

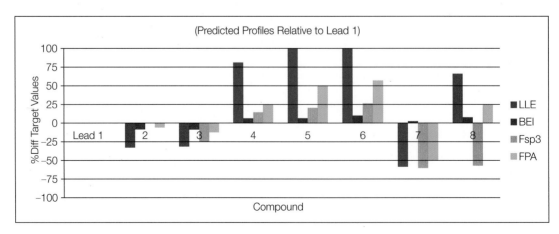

그림 5-5 선도물질 1 대비 유도체의 파라미터 차이값 비교

선도물질 1의 각 파라미터 값을 기준으로 설정해서 유도체 2~8과의 차이를 백분율로 비교했을 때 나타나는 그래프의 형태는 그림 5-5와 같다. 유도체 4, 5, 6의 네 가지 파라미터가 선도물질 1에 비해 확연하게 개선되었으며 모두 양의 값을 보인다. 이를 바탕으로 선도물질 1을 기준으로 향상된 경향을 보이는 유도체 4, 5, 6과 합성할 물질의 우선순위 중 앞부분에 위치하고 유도체 8이 그 다음으로 배치되어야 한다.

의약화학자는 더 우수한 물질을 합성하기 위해 계속해서 유도체를 설계해야 한다. 기존 화합물로부터 적절한 치환기 변화와 도입을 시도한다. 본 실습의 주된 목적은 구조 최적화를 위한 새로운 타겟 분자의 우선순위를 정하는 데 도움을 주는 분자 파라미터를 활용하는 것이다. 이로써 hit-to-lead나 lead optimization 단계의 효율적인 개선이 가능하도록 하는 것이다. 주어진 예시를 통해 새로운 타겟 분자의 설계 시 고유 효능과 함께 물리화학적 성질을 예측하여 신약 후보물질을 식별하는 연습을 할 수 있다.

실습 1

① 다음 유도체 9와 10에 대한 각각의 파라미터를 구하고 lead 화합물 1과의 차이를 나타내는 백분율(%) 값을 계산하시오.

9
clogP 4.43

10
clogP 1.18

	Compound data								%Difference from lead 1			
No	XC_{50} (nM)	pIC_{50}	MW (kDa)	clogP	LLE	BEI	Fsp^3	FPA	LLE	BEI	Fsp^3	FPA
1	100	7.00	0.358	4.87	2.1	19.6	0.35	0.16	0	0	0	0
9	100	7.00	0.332	4.43								
10	100	7.00	0.339	1.18								

② 유도체 9와 10 중 어떤 화합물이 약물로 개발될 가능성이 더 높을지 판단하시오.

③ 이번에는 유도체 2의 효능(XC_{50})이 Lead 화합물 1의 효능에 비해 각각 10, 100배 증가했다고 가정했을 때, 네 가지 파라미터(BEI, LLE, FPA, Fsp^3) 값이 어떻게 변화하는지 확인하고자 한다. 아래 표의 빈칸을 채워 넣은 후 그 결과가 무엇을 의미하는지 토의하시오.

1
clogP: 4.87

2
clogP: 5.58

	Compound data								%Difference from lead 1			
No	XC$_{50}$ (nM)	pIC$_{50}$	MW (kDa)	clogP	LLE	BEI	Fsp^3	FPA	LLE	BEI	Fsp^3	FPA
1	100	7.00	0.358	4.87	2.1	19.6	0.35	0.16	0	0	0	0
2	100	7.00	0.392	5.58	1.4	17.9	0.35	0.15	−33.3	−8.7	0	−6.3
2*	10	8	0.392	5.58								
2**	1	9	0.392	5.58								

(2*는 효능이 lead 1에 비해 10배 증가한 경우이고, 2**는 100배 증가한 경우이다)

실습 2

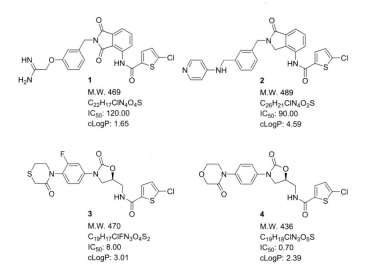

1
M.W. 469
C$_{22}$H$_{17}$ClN$_4$O$_4$S
IC$_{50}$: 120.00
cLogP: 1.65

2
M.W. 489
C$_{26}$H$_{21}$ClN$_4$O$_2$S
IC$_{50}$: 90.00
cLogP: 4.59

3
M.W. 470
C$_{19}$H$_{17}$ClFN$_3$O$_4$S$_2$
IC$_{50}$: 8.00
cLogP: 3.01

4
M.W. 436
C$_{19}$H$_{18}$ClN$_3$O$_5$S
IC$_{50}$: 0.70
cLogP: 2.39

① 각 화합물의 BEI, FPA, LLE, Fsp^3 값을 구하시오

② 네 가지 화합물 중 가장 약물성이 뛰어난 것을 판단하고 그 이유를 서술하시오.

③ 화합물 1을 lead 화합물로 가정하여 화합물 2~4번 화합물의 백분율 차이 값을 그래프로 나타내시오(주어진 엑셀 이용).

	Compound data								%Difference from lead 1			
No	IC$_{50}$ (nM)	pIC$_{50}$	MW (kDa)	clogP	LLE	BEI	Fsp^3	FPA	LLE	BEI	Fsp^3	FPA
1	120		0.469	1.65								
2	90		0.489	4.59								
3	8.0		0.470	3.01								
4	0.70		0.436	2.39								

1. Mignani, S. et al. Present drug-likeness filters in medicinal chemistry during the hit and lead optimization process: how far can they be simplified? Drug discovery Today, 2018, 23(3), 605-615.

2. Hann, M. M.; Keserü, G. M. Finding the sweet spot: the role of nature and nurture in medicinal chemistry. Nat. Rev. Drug discovery, 2012, 11(5), 355-365.

3. Meanwell, N. A. Improving Drug Candidates by Design: A Focus on Physicochemical Properties As a Means of Improving Compound Disposition and Safety. Chem. Res. Tox. 2011, 24(9), 1420-1456.

4. Johnson, A. T. A Prospective Method To Guide Small Molecule Drug Design, J. Chem. Edu. 2015, 92(5), 836-842.

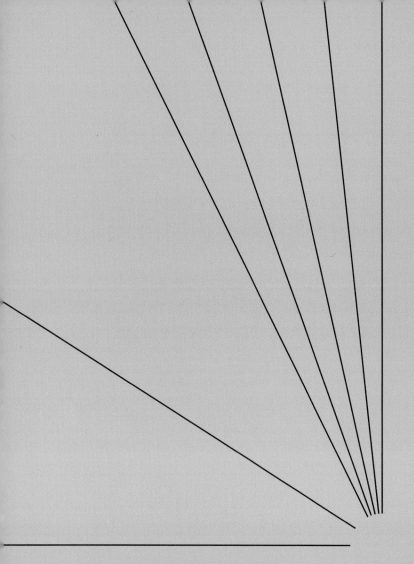

Appendix
부록

부록 1. 단위 반응 시약 정보

시약	분자식	구조식	CAS No.	분자량	녹는점(℃)	끓는점(℃)	밀도(g/mL)
Benzophenone	$C_{13}H_{10}O$		119-61-9	182.22	48.5	305.4	1.11
Phenylmagnesium bromide (3.0 M in Et₂O)	C_6H_5MgBr		100-58-3	181.31	–	–	–
N,N-Dimethylaniline	$C_8H_{11}N$		121-69-7	2	194	0.96
Acetic acid	$C_2H_4O_2$		64-19-7	60.05	16.2	117-118	1.05
Sulfanilic acid	$C_6H_7NO_3S$		121-57-3	173.19	288	–	1.48
Sodium nitrite	$NaNO_2$	–	7632-00-0	69.00	271	114	2.17
Sodium hydroxide	$NaOH$	–	1310-73-2	40.00	318	1,388	2.13
Benzaldehyde	C_7H_6O		100-52-7	106.12	–26	178.1	1.04
Acetone	C_3H_6O		67-64-1	58.08	–95	56	0.78
Trans-Cinnamic acid	$C_9H_8O_2$		140-10-3	148.16	133	300	1.25
Ethanol	CH_3CH_2OH	–	64-17-5	46.07	–114	78.3	0.79

시약	분자식	구조식	CAS No.	분자량	녹는점(℃)	끓는점(℃)	밀도(g/mL)
Sulfuric acid	H_2SO_4		7664-93-9	98.08	10	337	1.83
Furan	C_4H_4O		110-00-9	68.08	−85.6	31.3	0.94
Maleic anhydride	$C_2H_2(CO)_2O$		108-31-6	98.06	52.8	202	1.48
Sodium borohydride	$NaBH_4$	–	16940-66-2	37.83	400(dec.)	500	–
Piperonal	$C_8H_6O_3$		120-57-0	150.13	37	264	1.34
(Carbethoxym ethylene) triphenylphos phorane	$C_{20}H_{17}O_2P$	Ph_3P CO_2Et	1099-45-2	348.37	128–130	–	–
Phenyl propargyl ether	C_9H_8O		13610-02-1	132.16	–	89–90	1.03
Benzyl azide	$C_7H_7N_3$	N_3	622-79-7	133.15	–	82–85	1.07
Copper (II) sulfate pentahydrate	$CuSO_4 \cdot 5H_2O$	–	7758-99-8	249.69	110(dec.)	–	–
Sodium ascorbate	$C_6H_7NaO_6$		134-03-02	198.11	218(dec.)	–	1.66
Ethyl 4-bromophenyla cetate	$C_{10}H_{11}BrO_2$		14062-25-0	243.10	29-33	–	–

시약	분자식	구조식	CAS No.	분자량	녹는점(℃)	끓는점(℃)	밀도(g/mL)
Phenylboronic acid	$C_6H_7BO_2$		98-80-6	121.93	216	–	–
Tetrakis (triphenylphosphine) palladium(0)	$C_{72}H_{60}P_4Pd$		14221-01-3	1155.56	–	–	–
Sodium carbonate	Na_2CO_3	–	497-19-8	105.99	851	1,600	2.54
H-Gly-2CTC resin	–	–	–	–	–	–	–
Fmoc-Ala-OH	$C_{18}H_{17}NO_4$		35661-39-3	311.33	149−153	–	–
Fmoc-Val-OH	$C_{20}H_{21}NO_4$		68858-20-8	339.39	143−147	–	–
Piperidine solution (20% in DMF)	$C_5H_{11}N$		110-89-4	85.15	–	–	0.93
HATU	$C_{10}H_{15}F_6N_6OP$		148893-10-1	380.24	183−185	–	–
DIPEA (N,N-Diisopropyl ethylamine)	$C_8H_{19}N$		7087-68-5	129.25	−50 to −46	127	0.74
HOAt (1-Hydroxy-7-azabenzotriazole)	$C_5H_4N_4O$		39968-33-7	136.11	213−216	–	0.97
Trifluoroacetic acid	$C_2HF_3O_2$		76-05-1	114.02	−15.4	72.4	1.49

부록 2. 의약품 합성 시약 정보

시약	분자식	구조식	CAS No.	분자량	녹는점(℃)	끓는점(℃)	밀도(g/mL)
2-Amino-3,5-dibromobenza ldehyde	$C_7H_5Br_2NO$		50910-55-9	278.93	130-135	–	–
trans-4-Aminohexanol HCl	$C_6H_{14}ClNO$		50910-54-8	151.63	225-227	–	–
Sodium borohydride	$NaBH_4$	–	16940-66-2	37.83	> 300	–	–
Acetic acid	$C_2H_4O_2$		64-19-7	60.05	16.2	117-118	1.049
1-[Bis(4-fluorophenyl)methyl] piperazine	$C_{17}H_{18}F_2N_2$		27469-60-9	288.34	88-92	–	–
Cinnamyl bromide (3-Bromo-1-phenyl-1-propene)	C_9H_9Br		4392-24-9	197.07	26-29	103	1.332
Potassium carbonate	K_2CO_3	–	584-08-7	138.21	891	–	–
Potassium iodide	KI	–	7681-11-0	166.00	681	–	–
2-Nitrobenzaldehyde	$C_7H_5NO_3$		552-89-6	151.12	42-44	153	–
Methyl acetoacetate	$C_5H_8O_3$		105-45-3	116.12	−80	169-170	1.076

시약	분자식	구조식	CAS No.	분자량	녹는점(℃)	끓는점(℃)	밀도(g/mL)
25% Ammonium hydroxide	NH_4OH	–	1336-21-6	35.05	–	–	0.9
4-Methylaceto phenone	$C_9H_{10}O$		122-00-9	134.18	22-24	226	1.005
Ethyl trifluoroacetate	$C_4H_5F_3O_2$		383-63-1	142.08	–	60-62	1.194
Sodium methoxide	CH_3NaO	–	124-41-4	54.02	–	–	–
4,4,4-Trifluoro-1-(p-tolyl)butane-1,3-dione	$C_{11}H_9F_3O_2$		720-94-5	230.18	–	–	–
(4-Sulfamoylphenyl) hydrazine HCl	$C_6H_{10}ClN_3O_2S$		17852-52-7	223.68	–	–	–
Diethyl phenylmalonate	$C_{13}H_{16}O_4$		83-13-6	236.26	16	170-172	1.095
Tetrabutyl ammonium bromide	$C_{16}H_{36}BrN$		1643-19-2	322.37	102-106	–	–
Iodoethane (Ethyl iodide)	C_2H_5I		75-03-6	155.97	−108	69-73	1.940
Potassium hydroxide	KOH	–	1310-58-3	56.11	361	–	–
Diethyl 2-ethly-2-phenylmalonate	$C_{15}H_{20}O_4$		76-67-5	264.32	–	185	1.07

시약	분자식	구조식	CAS No.	분자량	녹는점(℃)	끓는점(℃)	밀도(g/mL)
Urea	CH_4N_2O		57-13-6	60.06	132-135	–	–
Sodium hydride	NaH	–	7646-69-7	24.00	800	–	–
2-Ethoxybenzoic acid	$C_9H_{10}O_3$		134-11-2	166.17	19	174-176	1.105
Ethyl chloroformate	$C_3H_5ClO_2$		541-41-3	108.52	-78	91	1.14
Triethylamine	$C_6H_{15}N$		121-44-8	101.19	-84	76	0.726
4-Amino-1-methyl-3-propyl-1H-pyrazole-5-carboxamide	$C_8H_{14}N_4O$		139756-02-8	182.22	98-101	–	–
4-(2-Ethoxy benzamido)-1-methyl-3-propyl-1H-pyrazole-5-carboxamide	$C_{17}H_{22}N_4O_3$		139756-03-9	330.38	–	–	–
Potassium tert-butoxide	C_4H_9KO		41233-93-6	112.21	–	81	–
5-(2-Ethoxyphenyl)-1-methyl-3-propyl-1H-pyrazolo[4,3-d]pyrimidin-7(6H)-one	$C_{17}H_{20}N_4O_2$		139756-21-1	312.37	141-145	504	–
Chlorosulfuric acid	$ClHO_3S$		7790-94-5	116.52	−80	151-152	1.75
Thionyl chloride	Cl_2OS		7719-09-7	118.97	−105	75	1.64

시약	분자식	구조식	CAS No.	분자량	녹는점(°C)	끓는점(°C)	밀도(g/mL)
4-Ethoxy-3-(1-methyl-7-oxo-3-propyl-6,7-dihydro-1*H*-pyrazolo[4,3-*d*]pyrimidin-5-yl)benzene-1-sulfonyl chloride	$C_{17}H_{19}ClN_4O_4S$		139756-22-2	410.88	180-182	–	–
N-Methylpiperazine	$C_5H_{12}N_2$		109-01-3	100.16	-8	130-146	0.903
4-Chloro-*N*-methylpicolinamide	$C_7H_7ClN_2O$		220000-87-3	170.60	–	–	–
4-Aminophenol	C_6H_7NO		123-30-8	109.13	185-189	–	–
Sodium hydroxide	NaOH	–	1310-73-2	40.00	318	–	–
4-(4-Aminophenoxy)-*N*-methyl-2-pyridinecarboxamide	$C_{13}H_{13}N_3O_2$		284462-37-9	243.26	–	–	–
4-Chloro-3-(trifluoromethyl)phenyl Isocyanate	$C_8H_3ClF_3NO$		327-78-6	221.56	40-42	86-90	–
2,6-Dimethylaniline	$C_8H_{11}N$		87-62-7	121.18	10-12	214	0.984
2-Chloroacetyl chloride	$C_2H_2Cl_2O$		286367-76-8	112.94	-52	101	1.418
2-Chloro-*N*-(2,6-dimethylphenyl)acetamide	$C_{10}H_{12}ClNO$		1131-01-7	197.66	177	–	–
Diethylamine	$C_4H_{11}N$		109-89-7	−50	55	0.707

※ 주의: Diethylamine 행에서 값이 한 칸씩 앞으로 기록되어 있음 (73.14는 분자량, −50은 녹는점, 55는 끓는점, 0.707은 밀도)

부록 3. 용매 정보

용매	분자식	CAS No.	분자량	녹는점 (℃)	끓는점 (℃)	밀도(g/mL)	유전상수
Diethyl ether	$(C_2H_5)_2O$	60-29-7	74.12	−116	34.6	0.71	4.33
Ethanol(Ethyl alcohol)	CH_3CH_2OH	64-17-5	46.07	−114	78.3	0.79	24.55
Water	H_2O	7732-18-5	18.02	0	100	1.00	80.1
Dichloromethane (DCM)	CH_2Cl_2	75-09-2	84.93	−97	39.8−40	1.33	8.93
tert-Butanol	$(CH_3)_3COH$	75-65-0	74.12	23−26	83	0.78	10.9
Acetone	C_3H_6O	67-64-1	58.08	−95	56	0.78	20.7
N,N-Dimethylformamide (DMF)	$HCON(CH_3)_2$	68-12-2	73.09	−61	153	0.94	36.71
Tetrahydrofuran(THF)	C_4H_8O	109-99-9	72.11	−108	65-67	0.889	7.58
Methanol (Methyl alcohol)	CH_3OH	67-56-1	32.04	−98	64.7	0.791	32.70
Toluene	$C_6H_5CH_3$	108-88-3	92.14	−93	110-111	0.865	2.38
Dimethyl sulfoxide (DMSO)	$(CH_3)_2SO$	67-68-5	78.13	16−19	189	1.10	46.68

부록 4. TLC 발색 시약 정보

General staining	
Ultraviolet Light (UV)	UV-active compounds with extended conjugation, aromatic rings, etc. Spot(s) must be lightly traced with a pencil while visible, since when the UV light is removed, the spots disappear.
Cerium–ammonium–molybdate (CAM)	This stain is a highly sensitive, multipurpose (multifunctional group stain). The color of the spots may vary although they usually appear as a dark blue spot. Typically, functional groups will not be distinguishable based upon the color of their spots Recipe: To 235 mL of distilled water was added 12 g of ammonium molybdate, 0.5 g of ceric ammonium molybdate, and 15 mL of concentrated sulfuric acid. Storage is possible in a 250 mL bottle with aluminum foil as the stain may be somewhat photo sensitive.
Basic KMnO4	This stain is excellent for functional groups which are sensitive to oxidation. Alkenes and alkynes will appear readily on a TLC plate following immersion into the stain and will appear as a bright yellow spot on a bright purple background. Alcohols, amines, sulfides, mercaptans and other oxidizable functional groups may be visualized, however it will be necessary to gently heat the TLC plate following immersion into the stain. Recipe: Dissolve 1.5g of $KMnO_4$, 10g K_2CO_3, and 1.25mL 10% NaOH in 200mL water.
Phosphomolybdic acid (PMA)	A good "universal" stain which is sensitive to low concentrated solutions. It will stain most functional groups, however it does not distinguish between different functional groups based upon the coloration of the spots on the TLC plate. Recipe: Dissolve 10 g of phosphomolybdic acid in 100 mL of absolute ethanol.
Anisaldehyde (AA)	This stain is an excellent multipurpose visualization method for examining TLC plates. It is sensitive to most functional groups, especially those which are strongly and weakly nucleophilic. It tends to be insensitive to alkenes, alkynes, and aromatic compounds unless other functional groups are present in the molecules which are being analyzed. Recipe: To 135 mL of absolute ethanol was added 5 mL of c-H_2SO_4, 1.5 mL of glacial acetic acid and 3.7 mL of *p*-anisaldehyde. The resulting staining solution is stored in a 100 mL bottle covered with aluminum foil.
Iodine	The staining of a TLC plate with iodine vapor is among the oldest methods for the visualization of organic compounds. It is based upon the observation that iodine has a high affinity for both unsaturated and aromatic compounds. Recipe: To a 100 mL bottle with cap is added a piece of filter paper and few crystals of iodine. Iodine has a high vapor pressure for a solid and the chamber will rapidly become saturated with iodine vapor. Insert your TLC plate and allow it to remain within the bottle until it develops a light brown color over the entire plate. If your compound has an affinity for iodine, it will appear as a dark brown spot on a lighter brown background.
Functional group-selective stains	
Ninhydrin	Excellent for amino groups and amino acids Recipe: Dissolve 1.5g ninhydrin in 100mL of *n*-butanol and then add 3.0mL acetic acid.
Dinitrophenylhydrazine	Developed mainly for aldehydes and ketones to form the corresponding hydrazones, which are usually yellow to orange and thus easily visualized. Recipe: Dissolve 12 g of 2,4-dinitrophenylhydrazine, 60 mL of c-H_2SO_4, and 80 mL of water in 200 mL of 95% ethanol.

부록 5. NMR 용매 정보

Solvent	MW	D_4^{20} (g/mL)	mp*	bp*	δ_H(mult)**	δ_C(mult)**
Acetic acid-d$_4$	64.078	1.12	17	118	11.53(1) 2.03(5)	178.4 (br) 20.0 (7)
Acetone-d$_6$	64.117	0.87	−94	57	2.04(5)	206.0 (13) 29.8 (7)
Acetonitrile-d$_3$	44.071	0.84	−45	82	1.93(5)	118.2 (br) 1.3 (7)
Benzene-d$_6$	84.152	0.95	5	80	7.15(br)	128.0 (3)
Carbon tetrachloride	153.81	1.59	−23	77		96.0 (1)
Chloroform-d	120.384	1.50	−64	62	7.24(1)	77.0 (3)
Cyclohexane-d$_{12}$	96.236	0.89	6	81	1.38(br)	26.4 (5)
Deuterium oxide	20.028	1.11	3.8	101.4	4.63*** 4.67(Na$_3$PO$_4$)	
Diglyme-d$_{14}$	148.263	0.95	−68	162	3.49(br) 3.40(br) 3.22(br)	70.7 (5) 70.0 (5) 57.7 (7)
Dimethyl formamide-d$_7$	80.138	1.04	−61	153	8.01(br) 2.91(5) 2.74(5)	162.7 (3) 35.2 (7) 30.1 (7)
Dimethyl sulfoxide-d$_6$	84.170	1.18	18	189	2.49(5)	39.5 (7)
1,4-Dioxane-d$_8$	96.156	1.13	12	101	3.53(m)	66.5 (5)
Methyl alcohol-d$_4$	36.067	0.89	−98	65	4.78(1) 3.30(5)	49.0 (7)
Methylene chloride-d$_2$	86.945	1.35	−95	40	5.32(3)	53.8 (5)
Nitromethane-d$_3$	64.059	1.20	−29	101	4.33(5)	62.8 (7)
Pyridine-d$_5$	84.133	1.05	−42	116	8.71(br) 7.55(br) 7.19(br)	149.9 (3) 135.5 (3) 123.5 (3)
Tetrahydrofuran-d$_8$	80.157	0.99	−109	66	3.58(br) 1.73(br)	67.4 (5) 25.3 (br)
Toluene-d$_8$	100.191	0.94	−95	111	7.09(m) 7.00(br) 6.98(m) 2.09(m)	137.5 (1) 128.9 (3) 128.0 (3) 125.2 (3) 20.4 (7)
Trifluoroacetic acid-d	115.030	1.50	−15	72	11.50(1)	164.2 (4) 116.6 (4)

* Melting and boiling points(℃) are those of the corresponding light compound (except for D$_2$O).

** δ_H = chemical shift of residual protons; δ_C = ^{13}C chemical shift (both relative to TMS). Mult = multiplicity of peak (m = broad peak with fine structure; br = broad peak without fine structure).

*** Since TMS is insoluble in water, reference is (CH$_3$)$_3$Si(CH$_2$)$_3$SO$_3$Na(DSS).

부록 6. 분자구조 파일 형식

PDB: The Protein Data Bank (PDB) file format

Brookhaven National Laboratory에 의해 개발된 파일 포맷으로, 단백질의 3차원 X-ray 구조 정보가 저장된다.

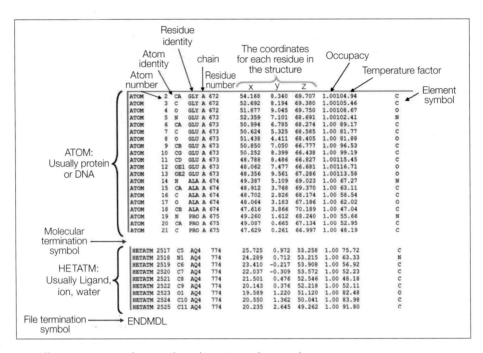

https://www.cgl.ucsf.edu/chimera/docs/UsersGuide/tutorials/pdbintro.html

MDL SDF: Structural data file (molfile format 포함)

원자 이름, 3차원 구조 좌표, 원자 간 결합(connectivity), 그 외에 물리화학적인 정보를 포함한다.

```
* MDL SDF 파일형식

acetone                                              Header block
  Mrv2207 12232214362D
                                                     (blank)
  4  3  0  0  0  0          999 V2000               Count line block
    1.2375    0.7145    0.0000 C  0  0  0  0  0  0  0  0  0  0  0  0    Atom block
    0.8250    0.0000    0.0000 C  0  0  0  0  0  0  0  0  0  0  0  0
    1.2375   -0.7145    0.0000 C  0  0  0  0  0  0  0  0  0  0  0  0
    0.0000    0.0000    0.0000 O  0  0  0  0  0  0  0  0  0  0  0  0
  1  2  1  0  0  0  0
  2  3  1  0  0  0  0                                Atom connection block
  2  4  2  0  0  0  0
M  END
>  <type>                                            Properties block
systematic
                                                     (blank)
$$$$                                                 End of File
```

https://en.wikipedia.org/wiki/Chemical_table_file

SMILES: Simplified Molecular Input Line Entry Specification

분자 구조를 2D, 3D가 아닌 원자 간 결합 정보를 포함하는 표식으로 한 줄에 표시하는 형식

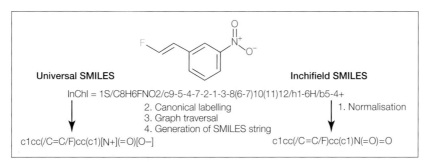

https://en.wikipedia.org/wiki/Chemical_file_format

InChI: IUPAC International Chemical Identifier

IUPAC에서 개발된 표기방식으로, 원자 및 결합 연결성, 이성질체 정보, 동위원소 정보, 입체화학 및 전자 전하정보와 같은 정보를 레이어 측면에서 화학물질을 설명

InChIKey

웹검색에서 분자식별을 효율적으로 하기 위해 만든 것으로, 분자 구조를 27개의 문자로 디지털 표기하는 방법

(5R)-2-methyl-5-prop-1-en-2-ylcyclohex-2-en-1-one	IUPAC Name	(5S)-2-methyl-5-prop-1-en-2-ylcyclohex-2-en-1-one
InChI=1S/C10H14O/c1-7(2)9-5-4-8(3)10(11)6-9 /h4,9H,1,5-6H2,2-3H3/t9-/m1/s1	InChI	InChI=1S/C10H14O/c1-7(2)9-5-4-8(3)10(11)6-9 /h4,9H,1,5-6H2,2-3H3/t9-/m0/s1
ULDHMXUKGWMISQ-SECBINFHSA-N	InChIKey	ULDHMXUKGWMISQ-VIFPVBQESA-N

https://en.wikipedia.org/wiki/International_Chemical_Identifier

FASTA

첫째 줄은 Header 부분으로 ">"로 시작하는 기본 정보이며, 다음 줄에는 핵산이나 아미노산 서열정보가 포함된 파일 형식

>1UDT_1|Chain A|cGMP-specific 3',5'-cyclic phosphodiesterase|Homo sapiens (9606) → Header
TRELQSLAAAVVPSAQTLKITDFSFSDFELSDLETALCTIRMFTDLNLVQNFQMKHEVLCRWILSV
KKNYRKNVAYHNWRHAFNTAQCMFAALKAGKIQNKLTDLEILALLIAALSHDLDHRGVNNSYI
QRSEHPLAQLYCHSIMEHHHFDQCLMILNSPGNQILSGLSIEEYKTTLKIIKQAILATDLALYIKRR
GEFFELIRKNQFNLEDPHQKELFLAMLMTACDLSAITKPWPIQQRIAELVATEFFDQGDRERKEL
NIEPTDLMNREKKNKIPSMQVGFIDAICLQLYEALTHVSEDCFPLLDGCRKNRQKWQALAEQQ → Sequences

https://zhanggroup.org/FASTA/#:~:text=FASTA%20format%20is%20a%20text,by%20lines%20of%20sequence%20data

부록 7. Chimera 사용법(TIP)

Complex 구조 저장하기

① File > Save PDB에서 아래의 창이 열리면, [Save models:]에서 [Ctrl] 키를 눌러서 receptor와 ligand를 동시에 선택하고, Save multiple models in [a single file]을 선택한 후 저장

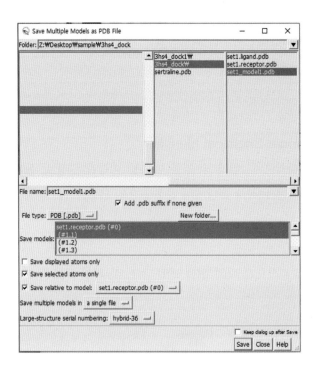

② 저장한 PDB 파일을 윈도우의 메모장이나 [Notepad] 프로그램으로 열어서, receptor(ATOM)와 ligand(HETATM) 정보 경계에 "ENDMDL or MODEL" 표식을 삭제한 후 그 부분에 "TER"을 추가하고 저장

[Favorite] → [Model Panel] 사용법

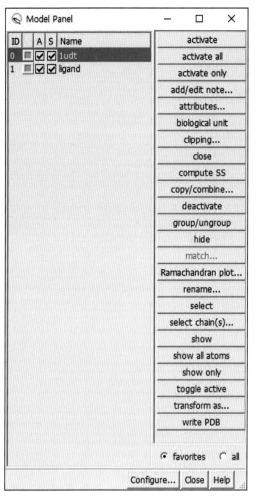

- [Model Panel]에서는 분자 파일을 불러온 순서대로 ID를 부여하고, Close, Copy, Rename 등의 유용한 기능을 사용할 수 있다.
- 패널에 보이는 [ID]: 분자의 고유 번호
- 패널에 보이는 [A]: Active 부분에 체크가 되어 있는 ID 분자는 마우스로 조정이 가능하다.

예시 기존의 분자가 화면 중앙에 있고, 새로 불러온 분자가 화면 멀리 떨어져 있을 때, 화면 중앙에 있는 분자의 [A]에 체크표를 없애고, "마우스 button2(translation)"을 활용하여 새로 불러온 분자만 화면 중앙으로 이동시킨다.

주의 원하는 위치까지 이동시킨 후 항상 모든 ID에 대해 [A] 부분이 체크되어야 한다.

- 패널에 보이는 [S]: Show 부분에 체크가 없으면, 화면에서 구조가 사라진다(이 경우에 삭제된 것이 아니고 일시적으로 안보이게 하는 것임).

참고 리간드와 단백질이 멀리 있더라도, 도킹 프로그램을 돌리면 자동으로 약물결합자리로 리간드가 이동하기 때문에 꼭 리간드를 약물결합자리 근처로 이동할 필요는 없다.

부록 8. QSAR을 위한 치환기 파라미터 정보

Group	σ_{meta}	σ_{para}	π	E_s	MR
H	0.00	0.00	0.00	0.00	1.03
CH_3	−0.07	−0.17	0.56	−1.24	5.65
C_2H_5	−0.07	−0.15	1.02	−1.31	10.30
$n-C_3H_7$	−0.07	−0.13	1.55	−1.60	14.96
$i-C_3H_7$	−0.07	−0.15	1.53	−1.71	14.96
$n-C_4H_9$	−0.08	−0.16	2.13	−1.63	19.61
$t-C_4H_9$	−0.10	−0.20	1.98	−2.78	19.62
$H_2C=CH$	0.05	−0.02	0.82		10.99
C_6H_5	0.06	−0.01	1.96	−3.82	25.36
CH_2Cl	0.11	0.12	0.17	−1.48	10.49
CF_3	0.43	0.54	0.88	−2.40	5.02
CN	0.56	0.66	−0.57	−0.51	6.33
CHO	0.35	0.42	−0.65		6.88
$COCH_3$	0.38	0.50	−0.55		11.18
CO_2H	0.37	0.45	−0.32		6.93
$Si(CH_3)_3$	−0.04	−0.07	2.59		24.96
F	0.34	0.06	0.14	−0.46	0.92
Cl	0.37	0.23	0.71	−0.97	6.03
Br	0.39	0.23	0.86	−1.16	8.88
I	0.35	0.18	1.12	−1.40	13.94
OH	0.12	−0.37	−0.67	−0.55	2.85
OCH_3	0.12	−0.27	−0.02	−0.55	7.87
OCH_2CH_3	0.10	−0.24	0.38		12.47
SH	0.25	0.15	0.39	−1.07	9.22
SCH_3	0.15	0.00	0.61	−1.07	13.82
NO_2	0.71	0.78	−0.28	−2.52	7.36
NO	0.62	0.91	−0.12		5.20
NH_2	−0.16	−0.66	−1.23	−0.61	5.42
NHCHO	0.19	0.00	−0.98		10.31
$NHCOCH_3$	0.07	−0.15	−0.37		16.53
$N(CH_3)_2$	−0.15	−0.83	0.18		15.55
$N(CH_3)_3^+$	0.88	0.82	−5.96		21.20

* σ_{meta}, σ_{para} = Hammett constants; π = Hansch hydrophobicity parameter; E_s = Taft size parameter; MR = molar refractivity (polarizability) parameter.

Reference: 1) C. Hansch and A. Leo, "Substituent Constants for Correlation Analysis in Chemistry and Biology", Wiley–Interscience, NY, 1979. 2) Ertl, P. "Craig plot 2.0: an interactive navigation in the substituent bioisosteric space." *J Cheminform* **12**, 8 (2020). https://doi.org/10.1186/s13321−020−0412−1.